高齢者の歯科診療
はじめの一歩

介護・介助の基本スキル

内藤 徹・秋竹 純・牧野 路子・水谷 慎介 著

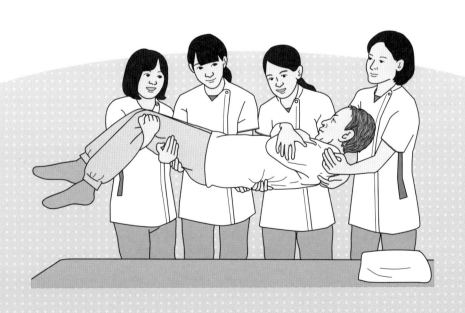

医歯薬出版株式会社

This book is originally published in Japanese
under the title of :

Koureisha No Shikashinryo Hajime No Ippo
Kaigo Kaijyo No Kihon Sukiru

Fundamental of Body Mechanics and Care Giving
– First Step of Dental Care for Elderly Patients

Editors :
Naito, Toru et al.
Naito, Toru
Professor, Geriatric Dentistry, Fukuoka Dental College

© 2017 1st ed.

ISHIYAKU PUBLISHERS, INC.
   7-10, Honkomagome 1 chome, Bunkyo-ku,
   Tokyo 113-8612, Japan

はじめに

　ご自分の診療所に，車いすの患者さんをお迎えになったことはありませんか？　最近では，車いすで来院される患者さんはそれほどめずらしいことではなくなってきています．車いすからの移乗の必要のない，車いす対応の診療ユニットをお持ちの診療所では，車いすから患者さんを降ろさずに治療することもできるでしょう．また，施設の介護職員さんが同行されている場合には，車いすから診療ユニットへの移乗をお願いできることもあります．車いすからの移乗は難しく，転倒や打撲の危険があるから，介護は専門職に任せておけばよいという意見を聞くこともあります．しかし，介護タクシーを使って車いすの患者さんがお一人で来られた場合や，付き添いの方が高齢の配偶者だった場合はどうしましょう？　そんなときは，車いすから診療ユニットへの移乗の技術を習っておいたらよかったのにと，お感じになることもあるのではないでしょうか．

　この本は，今後ますます増加する要介護高齢者の歯科診療に安心して対応していくため，介護・介助の技術のなかでも歯科診療を行う際に特に必要となるものを選んで，できるだけ実践的な解説をするように試みてみました．これからの歯科医療は，要介護高齢者への対応なしに済ませることはできません．安心・確実な歯科治療を行うために，あなたもぜひ基本的な介護・介助のスキルを身に付けてください．

福岡歯科大学　高齢者歯科
内藤　徹

CONTENTS

はじめに …………………………………………………………… 3
執筆者・モデル一覧 ……………………………………………… 6
本書の読み方・使い方 …………………………………………… 7

1章 なぜ介護・介助スキルが必要か …………………………… 13

2章 高齢者歯科診療のためのコミュニケーションのポイント …… 19
① 高齢者に伝わりやすい話し方
② ご家族とのコミュニケーション
③ 多職種とのコミュニケーション

3章 歯科診療所・施設での要介護高齢者への対応 …………… 27
① バリアフリーの歯科診療所環境の整備
② 杖をついた患者さんの歩行介助
③ 車いすの操作方法
④ 車いすから診療用チェアへの移乗
⑤ 診療用チェアから車いすへの移乗
⑥ 上着の着脱1－上着を脱ぐ
⑦ 上着の着脱2－上着を着る
⑧ 患者さんに快適な診療姿勢
⑨ 患者さんと医療者のためのボディメカニクス

執筆分担
| 1 章　内藤
| 2 章　①②：内藤，秋竹，③：水谷
| 3 章　①：内藤，②③：内藤，秋竹，④～⑦：内藤，⑧：牧野，⑨：牧野，内藤
| 4 章　①：水谷，②：牧野，③～⑧：内藤
| 5 章　①：牧野，②～④：水谷
| コラム　内藤

4章 寝たきり高齢者への対応 ……… 51

① 寝たきり高齢者でチェックしなければならない項目
② 患者さんの体位と安全な診療姿勢
③ 体位変換（寝返り）
④ ベッドからの起き上がり
⑤ ベッドからの立ち上がり
⑥ ベッドから車いすへの移乗
⑦ 麻痺がある場合の車いすへの移乗
⑧ 床から車いすへの移乗

5章 要介護高齢者への対応を充実させるための必要な技術 …… 73

① 要介護高齢者の治療時に役立つスキル
② あると便利な機材や器具
③ 地域の医療機関との連携
④ 歯科診療所は認知症のゲートキーパー

column

- 大還暦をご存じですか？ ……… 18
- たった2つの質問で高齢者のうつが見つかる ……… 22
- 傾いた障害者優先パーキング ……… 28
- 橋の上では杖をつかない ……… 30
- 着患脱健 ……… 40
- ウォーキングと認知症 ……… 50
- 若年性アルツハイマー病と障害者手帳 ……… 55
- 大先輩の校歌 ……… 72
- 野菜を食べて認知症予防 ……… 95

表紙・本文デザイン／株式会社アライブ
イラスト／藤田侑巳（株式会社ブルーフイールド）

執筆者・モデル一覧

● 執筆者

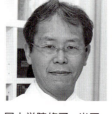

内藤 徹（ないとう とおる）
歯科医師

　九州歯科大学卒業後，同大学院修了．米国・Temple 大学医学部研究員，Fox Chase Cancer Center 研究員を経て，九州歯科大学助手，福岡歯科大学講師，同准教授，同・高齢者歯科・教授に就任し，現在に至る．
　要介護高齢者のための歯科治療と健康情報の読み解き方などが専門分野．趣味はガーデニングとドラム，週末の山歩き．

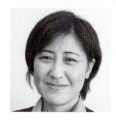

秋竹 純（あきたけ じゅん）
介護福祉士
介護支援専門員

　福岡介護福祉専門学校卒業後，特別養護老人ホーム，訪問介護事業所勤務を経て，福岡医療短期大学助手，同講師，現在に至る．介護人材育成が専門分野．
　趣味はダートトライアル．

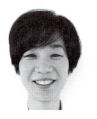

牧野 路子（まきの みちこ）
歯科医師

　九州歯科大学卒業後，同大学院修了．九州歯科大学口腔再建リハビリテーション学分野の科研費研究員，福岡歯科大学高齢者歯科講師を経て，臨床教授．睡眠時ブラキシズム，高齢の歯科受診患者の服薬調査などが専門分野．
　最近したいことはヨガ．

（本書では介助者のモデル）

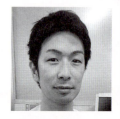

水谷 慎介（みずたに しんすけ）
歯科医師

　北海道大学卒業後，岡山大学大学院修了．福岡歯科大学高齢者歯科学分野助教を経て，九州大学大学院歯学研究院附属 OBT 研究センター兼 同大学院高齢者歯科学・全身管理歯科学分野准教授．専門分野は予防歯科，高齢者歯科．
　週末は剣道，年に数回はフルマラソンに参加し，健康の維持を目指している．

● モデル

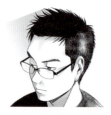

田中 宏樹（たなか ひろき）
福岡県大牟田市出身
福岡歯科大学在籍中

　要介護者役のモデルをさせて頂きました．初めての経験でとても緊張しました．趣味は筋トレ．

（本書では被介助者のモデル）

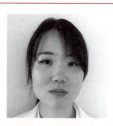

玉井 恵子（たまい けいこ）
歯科医師

　福岡歯科大学卒業後，同大学にて研修終了．2017 年より同大学高齢者歯科に在籍．現在に至る．

（71 ページの介助者役モデル）

◆本書の読み方・使い方

1. 人物の役割

①介助者と被介助者

　介助者（医療者側）は白い服を着ています．本書の読者は，通常こちら側の動きをします．

　歯科医院や訪問歯科診療などで治療される側の被介助者（患者さん側）は黒い服を着ています．本書の読者は被介助者を無理のない姿勢や診療体勢に導くことを学びます．

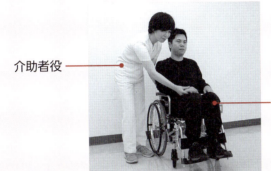

介助者役　　　被介助者役

②被介助者に麻痺がある場合

　脳血管疾患などの患者では後遺症などにより麻痺が残る場合があります．麻痺は通常，半身（右半身，左半身）に発生し，そちらの部位を動かすことが困難になったり，固縮（筋肉が持続的に強くこわばること）が生じたり，感覚が低下したりします．本書では，麻痺のある被介助者に対して通常とは異なるアプローチをしなければならない場合は，その例も示しています．その際，麻痺のある側を黒，麻痺のない側を白で示しています．

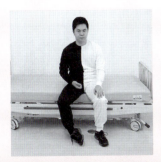 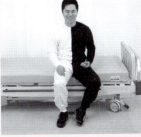

左の2枚の写真では，上肢が肘関節で屈曲し，下肢はやや外旋した尖足位を示す，片麻痺の患者さんに典型的なウェルニッケ・マン肢位を再現しています．

右麻痺の場合　　　左麻痺の場合

2. 写真の見方

①矢印や記号の色

　本書で紹介している動作のなかで，介助者や被介助者の動きを説明する場合，矢印を入れています．また，注目して欲しい部分には○印をつけています．介助者に関する動作は白，被介助者に関する動作は赤で示されます．

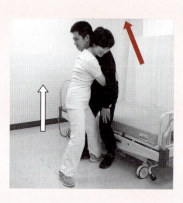

本動作では，介助者は自身の上方に向かって立ち上がり（白矢印），被介助者は斜め上に向けて立ち上がるようにする（赤矢印）

②悪い例

　本書で示している介助の動きは，基本的にはそのまま実践できるものを紹介しています．ただし，一部に望ましくない（より強い力を要したり，被介助者に痛みや関節の障害が生じやすかったり，介助者の腰に負担が強い，などの）動きを紹介している場合があります．その場合，当該の動きを紹介している画像に×印をつけています．

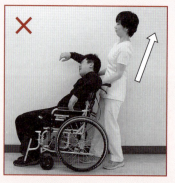

本動作がなぜ望ましくない動きなのかは 35 ページを参照してみてください

3. 各動作で気をつけて見てもらいたいポイント

　被介助者を介助するには，介助者の動作をさまざまな形で組み合わせることで双方に負担の少ないものになります．以下に，介助者側の基本的な動きをご紹介します．ここで紹介されている項目を覚えたうえで，本書を読み進めてください．

①介助者が持つ位置・方法

　多くの動作では，介助者が支える手は，より深く，より広く，より被介助者の体幹に近く，という原則で添えられています．上半身を支える手が，被介助者の肩甲骨あたりに当てられ，指先を広げてできるだけ広い面で支えようとしているところに気をつけてください．また，車いすの上で被介助者の姿勢を直すような場合には，脇から入れた手で被介助者の腕を持つと，肘を支点として力が入れやすい，といったテクニックがあります．

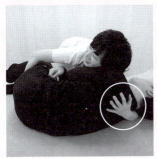 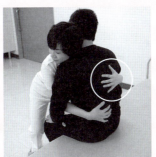 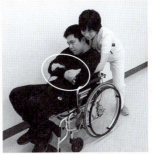

②介助者の腰の位置

　介助者の腰の位置も,被介助者の体幹により近づけることが大切です.支える手のほうにばかり注意が行きがちですが,腰の位置を体幹に近づけることで運動の支点を近づけることができ,より小さな力で動かすことができるようになります.

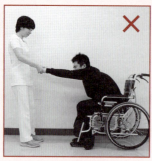 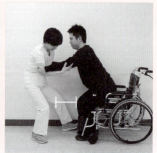

③介助者の足の位置と方向

　介助者の足は,被介助者の体重を支える際には,両足を広げます.これにより,介助者の重心が下がり,より安定した動作を可能にします(中央の写真).
　右の写真では介助者の片方のつま先は立ち上がる動作方向を向いていること,もう片方は移動方向を指していることにも注意してみてください.介助者の膝はつま先の方向に曲がりますから,被介助者を動かしたい方向につま先を向けなければいけませんね.

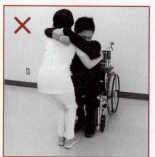 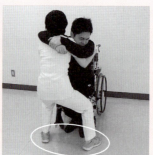 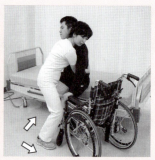

④被介助者の足の位置

　立ち上がりの介助を例にして，被介助者の足の位置の重要性を見てみましょう．左の写真では被介助者の足は前方に投げ出されているため，重心が後方になります．また立ち上がりの際の回転運動の支点の位置が前方になるため，介助者は立ち上がり介助に大きな力を必要とします．そこで右の写真のように，被介助者の足を後ろに引いてみます．すると，重心は前方に来て，また回転の支点も重心の真上付近に来るため，わずかな力で立ち上がり動作が開始します．

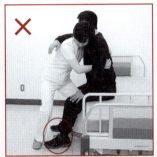 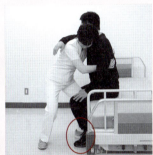

⑤被介助者の機能を使う

　介護動作では被介助者の残存機能を活用することも大切なポイントです．たとえば，車いすへの移乗の際に健側の手で車いすのアームレストを保持してもらえば，動作に必要な力を負担できるだけでなく，転倒防止のセーフガードとして，また前傾姿勢をとるきっかけとなり，介護動作はよりスムーズに行えます．

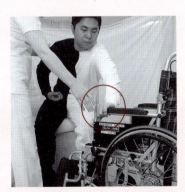

chapter 1

1章
なぜ介護・介助スキルが必要か

1章 なぜ介護・介助スキルが必要か

なぜ介護・介助スキルが必要か

要介護高齢者は今後の医療需要の中心

　日本の高齢化が止まりません．2017年6月現在で，高齢化率は27.1％にも上昇しています．これはもちろん医療にも大きな影響を及ぼしており，診療所・病院への受診者も年々高齢者の割合が増しています．2014年の厚生労働省の患者調査では，一般歯科診療所における受診者のうち，高齢者の占める割合は41％となっています（図1）[1]．

　そうしたなか，高齢者に対する歯科医療の供給は十分なのでしょうか？年齢階層別の医科への受診状況をみてみると，高齢者では外来，入院ともに，年齢が上がるほど受診率が上昇しています．これに対し，歯科診療所への受診者のピークは50〜60歳代で，70歳代に入ると受診率は極端に減ってくるのがわかります（図2）[2]．これは，歯科においては自力で通院可能な高齢者を対象とした外来中心の医療体制に集中しているため，要介護高齢者への診療体制が追いついていないことを示しているのではないでしょうか．特に在宅医療の提供の不足，増加する入院患者への歯科医療供給の不足などが，このグラフからうかがえます．

　2010年の男性の平均寿命はおよそ80歳．これに対して，日常生活に制限のない期間である健康寿命は70歳とされています．女性ではそれぞれ86歳

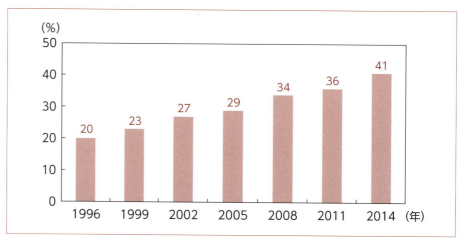

図1　歯科診療所受診者に占める高齢者の割合の推移
（厚生労働省．平成26年（2014）患者調査．2015．より）[1]

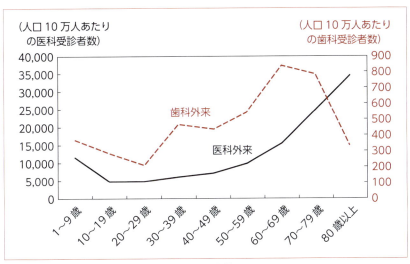

図2 医科受診率と歯科受診率の年齢別の比較
(厚生労働省.平成23年(2011)患者調査.2012.より)[2]

と73歳となります.健康寿命と平均寿命の差が男性ではおよそ10年,女性では13年となっている現在,今後も外来での「健常者」に対する医療提供を中心とした歯科医療が続くならば,日本の超高齢社会の動向からは取り残されることになるわけです.

さらに,要介護認定者数は645万人(2017年5月現在).要介護につながるような疾患のなかでは,脳血管疾患の総患者数は117万人[1]と,脳卒中による後遺症をもった患者さんも増えてきています.また,2017年現在,認知症の罹患者は450万人と推定されており,認知症患者さんへの対応も求められています.2000年に介護保険が導入されて給付が始まった介護保険給付費をみてみると,導入の当初は全歯科医療費と同程度の3兆円程度であったものの,2013年では9兆円超と,歯科医療費の3倍以上にまで至っています(図3)[3].これからの歯科医療は,要介護高齢者への対応力が問われているのです.

介護の3原則(図4)

さて,これから要介護高齢者の診療に携わろうという先生方には,ぜひ心がけていただきたい介護の3つの原則があります.

1つめの原則は,**安全・安心**です.これは,すべての介護の技術の基本であり,医療においても強調されるべきもので,また目標とすべきものでもあります.要介護高齢者を対象とした訪問診療の現場で特に気を付けるべき安全の対

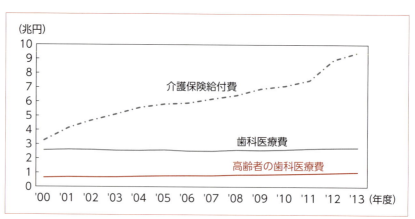

図3 医療費・介護保険給付費の年次推移
(厚生労働省. 平成26年度国民医療費の概況. 2014. より)[3]

象は，転倒・転落・強打の防止，麻痺側の保護，誤嚥の予防などとなります．

2つめの原則は，**自立支援**です．「何でもやってあげる」ではなく「手は出しすぎず，目は離さず」が基本です．片側の麻痺がある場合は健側を使ってもらうなどといった残存機能の活用を引き出し，自立のための意欲を促進することも重要です．

3つめの原則は，**個人の尊厳の尊重**です．さまざまな状態の要介護高齢者に対しても，患者さんと円滑なコミュニケーションを心がけ，これから何をするのか，どうしてそれを行うのか，どのようにして行うのか，いま何をしているのかを伝えながら治療を行わなければなりません．治療を行う際には，本人か代諾者の同意を得なければなりません．自己決定権の尊重は必須の事項です．治療上の行為で，治療者がよかれと思うことであっても，それを押しつけることはできません．決めるのは要介護高齢者自身であり，要介護高齢者の自主性を尊重することが求められます．

現場で必要なスキルと知識を身に付けよう

要介護高齢者の診療の現場で必要なスキルには，歯科医療の技術に加え，高齢者とのコミュニケーション，要介護高齢者や介助者自身を保護するためのボディメカニクス，要介護高齢者にしばしばみられる合併症に関する医学的な知識など，さまざまなものがあります．

認知症などをもつ高齢者の場合，言語コミュニケーションだけでなく非言語コミュニケーションの重要性が増してきます．アメリカの心理学者であるイーガンは，介護の対象者とかかわり合うときの基本動作のポイントを5つあげ，

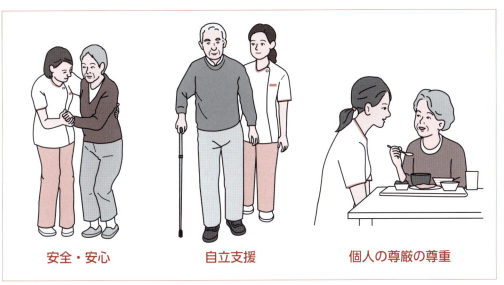

図4　介護の3原則

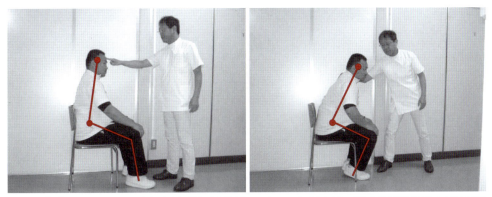

図5　ボディメカニクスの例．足を前に投げ出して座っている人は，軽くおでこを押すだけで立ち上がれない（左）．座っている人の足を引き肩甲骨を押すと簡単に立たせることができる（右）

「SOLER（ソーラー）」と名付けています[4]．「私はあなたに十分な関心を持っていますよ」と相手に自然に伝えるために必要な **Squarely**（相手と向かい合う），**Open**（開いた姿勢），**Lean**（相手に身体を傾ける），**Eye contact**（適切な視線），**Relaxed**（リラックス）の頭文字をとったものです．

　ボディメカニクスとは，介護，看護などの現場で活用されている，力学的な関係を応用した技術です（図5）．体格の小さな人間がてこの力を応用して大きな要介護者を安全に持ち上げたり，介護者の負担を減らして腰痛などの予防に役立つものです．支点と力点の関係，重心の位置を考慮すれば簡単にものを動かすことができますし，反対にこれらの関係がずれているときには，どんなに力を込めてもなかなか動かないのです．

さあ，要介護高齢者のための医療の現場に乗り出す前に，本書で基本的なスキルを身に付けて，安全・安心の医療を目指してください．

文献
1) 厚生労働省．平成26年（2014）患者調査．2015．
2) 厚生労働省．平成23年（2011）患者調査．2012．
3) 厚生労働省．平成26年度国民医療費の概況．2014．
4) Egan G. The skilled helper: A Problem-Management and Opportunity-Development Approach to Helping, 9 th ed. Brooks/Cole Pub C, 2013.

COLUMN

・大還暦をご存じですか？

　60歳になることを還暦と呼ぶのはご存じですね．十二支の「支」と十干の「干」が60年目に誕生年と同じ干支に還ることから還暦と呼ばれています．さらに，昔は70歳まで生きることは希であったため古希と呼ばれ，喜の異体字が㐂であることから77歳は喜寿です．傘の略字から80歳が傘寿（さんじゅ），将棋盤のマス目の9×9から81歳が盤寿，米の字を分解して88歳が米寿と続きます．卒の字の略字の卆から90歳が卒寿となり，百から一を引いた99歳が白寿です．100歳は上寿，百寿，紀寿などと呼ばれ，茶の字を分解して108歳が茶寿となります．さらに，皇の字を分解して111歳は皇寿と呼ばれます．そして，2回目の還暦である120歳が大還暦です．さて，大還暦を迎えた日本人は，これまで何人いたでしょうか？　残念ながら，公式記録にあるものは一人もいませんでした．

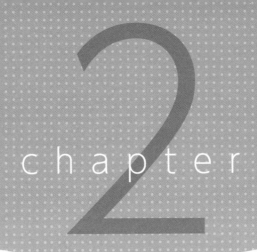

2章
高齢者歯科診療のための
コミュニケーションのポイント

2章　高齢者歯科診療のためのコミュニケーションのポイント

① 高齢者に伝わりやすい話し方

高齢者は高い音が苦手

　高齢者には「ゆっくり」「はっきり」と話しかけるよう心がけましょう．高齢者の老人性難聴は，内耳の蝸牛に生じる加齢変化により聴覚が低下する感音性難聴です．特に高い音が歪んで言葉の端々が聞き取りにくくなるのが特徴です．また，「ア行」は聞こえやすい低い音域ですが，「サ行」は聞こえにくい甲高い領域となります（表1）．

　聞こえにくいからといって，耳元で大きな声で話しても聞こえやすくなるわけではありません．相手と対面して，声のトーンを落として，ゆっくり，はっきりと，反応を確認しながら話しかけることが大切です．周囲の雑音が多いと聞き取りにくいので，環境への配慮も必要です．

とっくりセーター

　「とっくりセーター」と聞いて，どんなセーターかわかりますか？　私たちにとっては，タートルネックという表現のほうがなじみがあるかもしれませんね．「クラスプに指をかけてデンチャーを外してください」と指示して，理解できる患者さんがどれぐらいいるでしょうか？　専門用語を安易に使用すると患者さんには十分に意味が伝わりません．また，自分たちがあたり前に使っている言葉が，目の前の患者さんにとってもあたり前の言葉なのかどうかを，もう一度考えてみる必要があります（表2）．

旗上げゲームをご存じですか

　旗上げゲームをご存じですか？　「赤上げて，白上げて」というかけ声に合わせて赤旗，白旗を上げるゲームです．「右手に持った歯ブラシを左の奥歯の裏側に当ててもう少し小刻みに動かしてください」などという指示は，理解力

表1　高齢者に生じやすい聞き間違い

		（例）	
サ行	ハ行	はくしゅ	あくしゅ
タ，ハ行	カ行	さとう	かとう
ガ，ザ，ダ，バ行	ラ行	でんきゅう	れんきゅう
ナ，マ行	ラ行	たかな	さかな

表2 高齢者にわかりやすい言葉の言い換えの例

		（歯科用語）	
ファスナー	チャック	デンチャー	入れ歯
スプーン	さじ	ブラッシング	歯みがき
スニーカー	運動靴，ズック	プラーク	みがき残し
ジャージ	体操服	フロス	糸ようじ
ベスト	チョッキ		

表3 高齢の患者さんへの指示・指導のポイント

指示は一つずつ	多くのことを並列して指示するとわからなくなるので，一つ一つを直列で実行させる
「右」「左」ではなく，動作と一緒に「こっち」を向いてください	声かけをしながら動作を押し出すことが有効
褒められると誰でも嬉しい	患者さんができることをしてもらい，褒めることが次につながる
指導は向かい合わせよりも横並びで	向かい合わせで指導すると動きがわかりにくい．手を添えてあげることも有効

（木村琢磨編．もう困らない！高齢者診療でよく出会う問題とその対応．羊土社，2012．p 90．より）[1]

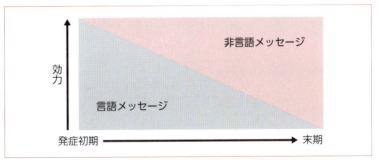

図1 認知症の進行経過と言語・非言語メッセージの効力の推移
（日本看護協会．認知症ケアガイドブック．照林社，2011．p126．より）[2]

の低下した高齢者には旗上げゲームのように感じるかもしれません．一度にたくさんのことを伝えようとすると混乱してしまいます．また，いずれの年代にも共通したことですが，指導の際にはできていることを認めて褒めること，礼儀を持って接することなど，コミュニケーションを潤滑にするためにはいくつかのポイントがあります（表3）[1]．

非言語コミュニケーションの重要性

認知機能に問題のない健常者では，まずは言葉でコミュニケーションを行おうとするでしょう．これが「言語コミュニケーション」です．ところが認知症を生じると，言語野である大脳が障害されて「話す，聞く，読む，書く」といった言語に関する機能を失っていきます．認知症の進行とともに，「非言語コミュニケーション」の重要性が増してくるのです（図1）[2]．

非言語コミュニケーションとは，表情や視線，身振り，声のトーンなどの，音声言語以外のコミュニケーションによる意思疎通の方法です．これは，認知機能が健常な場合でも重要なコミュニケーションの要素で，たとえば，友だちと話しているときに，言葉では「うん」と返事をしていても，スマートフォンを操作しながらだと「あまり話を聞いてないな」と感じます．人が他者に与える印象は，言語情報はわずかに7%にすぎず，聴覚情報（声の大小，話す速度，口調）が38%，視覚情報（表情，態度，ジェスチャー）が55%を占めるという報告もあります[3]．非言語コミュニケーションの重要性は，言語コミュニケーション能力の低下する認知症高齢者においては，いよいよ増してくるわけです．

文献
1) 木村琢磨編．もう困らない！高齢者診療でよく出合う問題とその対応．羊土社，2012．p90．
2) 日本看護協会．認知症ケアガイドブック．照林社，2016．p126．
3) Mehrabian A. Silent Messages: Implicit Communication of Emotions and Attitudes, 2nd ed. Wadsworth, 1981.

COLUMN

・たった2つの質問で高齢者のうつが見つかる

　体力と気力の衰え，親しい人との死別，経済的な不安．高齢者にはうつが多いこと，認知症などの他の疾患や状態との鑑別が大切であることはよく知られています．うつのスクリーニングの方法にはいろいろありますが，2017年にはたった2つの質問で高齢者のうつが見つかる可能性があるとする報告があります[1]．2つの質問とは，「過去1カ月間で，気持ちが落ち込んだり，憂うつな気分，絶望的な気分になりましたか」と「過去1カ月間で，しばしば小さなことに悩まされたり，何をしても楽しくないと感じますか」です．この2項目とも「はい」と答えた場合にうつである可能性は，他の老年期うつ病評価尺度と同程度の診断精度を示しています．診療室でも簡単に訊ねることができる質問ですね．

文献
1) Tsoi KK, et al. Comparison of diagnostic performance of Two-Question Screen and 15 depression screening instruments for older adults: systematic review and meta-analysis. Br J Psychiatry. 2017; 210(4):255-260.

2章 高齢者歯科診療のためのコミュニケーションのポイント

❷ ご家族とのコミュニケーション

キーパーソンの把握

　キーパーソンという言葉をご存じでしょうか．関係者のなかで，意志決定や問題解決の要(かなめ)となる人物を指します．

　要介護高齢者の診療においても，自己決定権の尊重は必須の事項ですが，重度の認知症などのため患者さんとの意思疎通が困難な場合には，治療方針の決定やホームケアの担い手として強い影響力を持つ家族，親族，後見人の了解を得る必要があります．そのような場合には，患者さんに一番身近で，信頼されているキーパーソンから信頼を得なければなりません．また，間違ったホームケアを行っていたとしても，全面否定するのではなく，よりよいケアの方法を一緒に考えたり，提案やアドバイスを行って，ケアチームとしての立場を認めてください．キーパーソンが行っていることを否定しないことが信頼関係の構築には必須となります．

　そのうえで，それらのやりとりの記録を残すこと．もしものトラブルの際に自分を守るのは記録です．

＊　　　　＊　　　　＊

2章 高齢者歯科診療のためのコミュニケーションのポイント

③ 多職種とのコミュニケーション

　要介護高齢者の生活を支えているのは，多職種とご家族です（図1）．「食事」を例にとって考えると，歯科が携われるのは，専門的な口腔ケアをはじめ摂食嚥下などの一部でしかありません．食事の支度，食事介助，栄養管理など，多職種の協力なしでは適切な食事を提供できず，要介護高齢者の生活が豊かになることはありません．また，専門的な口腔ケアを実施しても，毎日の口腔ケアを担当するのは介護職員やご家族です．適切な口腔ケアを提供するためには，歯科の分野から情報を伝えるとともに具体的な方法の提供をすることも重要です．

　残念なことに，歯科医療従事者，特に歯科医師は組織的な医療・介護への連携が得意であるとはいえません．歯科医療の大部分が個人開業医での外来診療を主体としている点やこれまでの学部教育の問題もあるかもしれませんが，超高齢社会を迎えた現在では，多職種連携によるチームアプローチが不可欠となっています．口腔衛生状態や口腔機能のアセスメント，リスク評価など，歯科医療従事者として専門性を発揮することはもちろんのこと，専門性だけに固執せず，他の分野との連携によるチームワークが医療や介護において必要にな

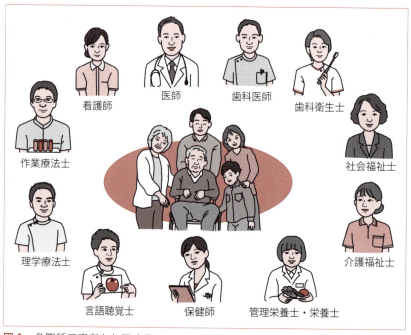

図1　多職種で患者をケアする

表1 チームアプローチに加わるさまざまな職種

	職種	業務内容
1	医師	・疾病やけがの診察，治療 ・要介護認定における意見書の作成とその支援 ・ケアプラン作成時の指示，助言 ・サービス事業者への指導，助言
2	薬剤師	・処方箋に基づく調剤，服薬説明 ・施設，自宅への訪問，服薬指導 ・報告書を作成，医師などに情報をフィードバック
3	看護師	・患者の看護や介護，医師の診療補助 ・バイタル測定，検査データ処理，点滴の管理，経管栄養など利用者の健康管理全般
4	管理栄養士・栄養士	・食事のメニューづくりや栄養指導・相談 ・栄養ケアマネジメントの作成
5	介護支援専門員 (ケアマネジャー)	・要支援，要介護と認定された者にアセスメントに基づいたケアプランの作成およびケアマネジメント
6	介護福祉士	・心身の状況に応じた介護 ・患者およびその介護者に対して介護に関する指導
7	作業療法士(OT)	・身体または精神に障害のある者に対しての心と体のリハビリテーション
8	理学療法士(PT)	・機能・動作レベルの維持と向上を目指すためのリハビリテーション
9	言語聴覚士(ST)	・摂食嚥下機能，言語障害，聴覚に障害のある者に対するリハビリテーション
10	社会福祉士 (ソーシャルワーカー)	・福祉に関する相談窓口 ・保健医療サービスを提供する者の間の連絡や調整，援助
11	生活相談員	・入所施設の入退所手続き業務 ・入所や利用中の相談援助業務 ・利用者や利用者家族との相談業務 ・地域との連携，調整 ・苦情の窓口調整業務 ・介護支援専門員との連絡窓口など
12	訪問介護員 (ホームヘルパー)	・高齢者の家庭への訪問，身体の介護や家事サービスの提供

ります（表1）．また，病院歯科や高次医療機関との連携，介護保健施設や保健福祉センターなどの各機関との連携も必要になります．

　それぞれの専門的知識を持ち寄って，お互いに問題解決や生活上のバリアについて考えていくことにより，これまで1つの職種では不可能だったことが可能になっていきます．他の専門職種と問題を共有することによって，自分自身の負担も分散することもでき，チームとしての専門性を高める働きが要介護高齢者を支えるようになっていくことが期待されます．

表2 多職種連携での課題・問題点とその解決方法の例

課題・問題点	解決方法
・医科分野や介護分野の専門用語がわからない	・知識を身に付ける．よく用いられるアセスメントなどから理解する ・用語集やインターネットを利用し，すぐに調べられるようにする
・他の職種と会う機会が少ない ・介護支援専門員と話をする機会が少ない	・担当者会議に参加し，情報を共有する ・文書だけのやり取りをするだけでなく，積極的に話をする ・ミールラウンドなど他の職種が集まる機会を設ける
・歯科の情報が伝わりにくい	・専門用語を避ける．FDI方式やZsigmondy's Systemで歯を示さない ・抜歯は「歯を抜くこと」，抜糸は「糸抜きすること」のように，混乱しないように注意する

　しかし，チームとなって医療・介護の連携を行ううえでの課題もあります（**表2**）．これらを解決することは容易ではありませんが，歯科医療従事者が介護分野を理解しづらいのと同じように，介護分野の方も歯科分野を理解しづらいと考えられます．お互いに理解，協力できるように，歯科医療従事者の医療・介護連携への積極的な参加が望まれます．

　　　　　　　　　　　＊　　　　　　＊　　　　　　＊

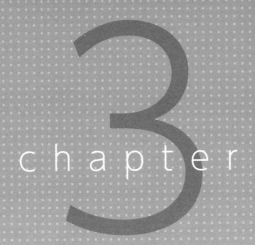

3章
歯科診療所・施設での要介護高齢者への対応

3章　歯科診療所・施設での要介護高齢者への対応

① バリアフリーの歯科診療所環境の整備

　バリアフリー（barrier free）とは，高齢者などの社会的弱者にとって社会生活に参加するうえで支障となる物理的な障害や精神的な障壁を取り除いた状態を指します．

　診療所にはバリアフリーになっているところもあれば，そうでないところもあります．出入り口にスロープがついていても，診療室内には段差があって動きにくいなどということもときどきみかけます．診療所の玄関に「上がりかまち」がある場合もあります．受付のカウンターが高すぎて車いすから手が届かなかったりということもあれば，一般の診療ユニットは車いすの患者さんにとってはとても高いハードルになります（図1～4）.

　バリアフリーは，車いすの患者さんのためだけに整備するものではありませんが，スロープの整備，診療室内の段差の解消，移乗の困難な患者さんのための車いす対応の診療ユニットなどは，診療室のバリアフリー化のための大きなステップになります（図5）.

　もう1つ，バリアフリーで大切なことがあります．それは，精神的な障壁を取り除くことです．医療者のほうが車いすの患者さんの治療は面倒ではないかと思いこんだり，認知症の方とのコミュニケーションを避けたりするといったバリアの解消も目指さなければなりません．

COLUMN

・傾いた障害者優先パーキング

　最近は，病院や官公庁，さらにはスーパーマーケットなど，大きな施設の駐車場には必ずといってよいほど障害者優先のパーキングスペースが用意されています．たいていは出入り口に近いところに，広めの枠が確保してあります．

　ところが，駐車場の敷地が小さく，建物に近接している場合や歩道が近い場合の障害者優先パーキングには時として注意が必要です．建物の入り口や歩道には，水はけをよくするための傾斜がついていることがあります．すると，車いすを自動車から降ろして地面に置いた途端に車いすが動き出したり，自動車から車いすに移乗して鍵を閉めようと思ったときには車いすが勝手に動き出してしまったりします．傾いたパーキングスペース，油断ができません．

❶ バリアフリーの歯科診療所環境の整備

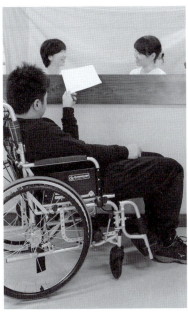
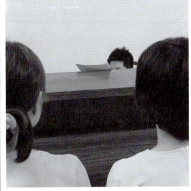

図1, 2 受付のカウンターが高いと, 車いすの患者さんからは受付のスタッフが見えず, また, スタッフからも患者さんが見づらい場合があります

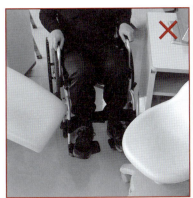
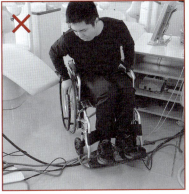

図3, 4 診療室内も車いすでは通りにくかったり, 器材用のケーブルなどが思わぬ段差となったりします

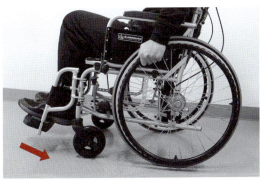

図5 スロープがあっても, 勾配が急だと患者さんだけでは乗り越えられない場合もあります

3章 歯科診療所・施設での要介護高齢者への対応

② 杖をついた患者さんの歩行介助

　杖にはいくつかのタイプがあります．一点支持の杖は比較的軽度の障害の方，腕の筋力がない患者さんはロフストランド杖を使うことがあります．多脚杖は歩行がかなり不安定であることを示します（図1）．

　麻痺のある患者さんは杖を健側に持ちます（図2）．もしもの際に転倒する場合，杖を持つ健側とは反対の患側に倒れることが多くなります．したがって，歩行介助は杖の反対側から行うことになります（）．

COLUMN

・橋の上では杖をつかない

　以下に述べる「杖」は，ご高齢の方や麻痺のある方が使うT字杖や，比較的上半身が健康な方が歩行を補助するために使う松葉杖などのことではありません．お遍路さんの使う金剛杖の話です．

　お遍路さんとは，真言宗の開祖である空海（弘法大師）が修行を行った足跡をたどり，四国の八十八ヶ所霊場を巡拝する巡礼者のことです．伝統的には，菅笠，白衣，金剛杖という服装で霊場を巡礼するのですが，風習として，橋の上を歩くときには金剛杖を突かずに渡るというものがあります．

　これは，こんな言い伝えによるものです．四国を巡礼中の空海が菅生山（大寶寺，現在の愛媛県大洲市付近）に向かう途中で日が暮れましたが，このとき周囲は田園であり，宿泊場所となる民家が見あたりませんでした．やむなく橋の下で一夜を過ごすことにしましたが，寒さと旅人が杖で橋を突く音で眠れず，暗く長い一夜が十夜にも思え，「行き悩む浮世の人を渡さずば一夜も十夜の橋とおもほゆ」という歌を詠んだといわれています．この言い伝えから，この橋は「十夜ヶ橋」と呼ばれています．

　このため，現在もお遍路さんは，橋の下には弘法大師がいるかもしれないから橋を渡るときは杖を突いてはならない，という風習を守るようにしているといわれています．

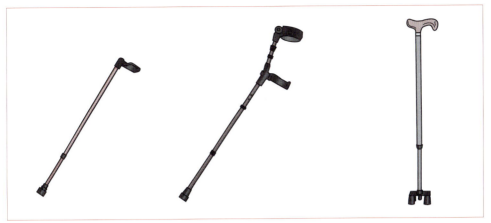

図1 一点支持の杖（T字杖・左）は比較的軽度の障害の方，腕の筋力がない方はロフストランド杖（中央）を使うことがあります．多脚杖（右）は歩行がかなり不安定であることを示します

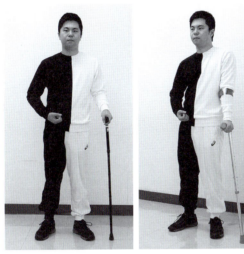

図2 麻痺のある場合，患者さんは杖を健側に持ちます

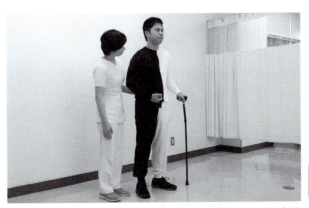

図3 転倒の際は患側方向に倒れることが多いので，介助する場合は患側（杖を持たない側）から行います

ポイント 介助者は要介護者の麻痺側斜め後方に．手をつかむなどして要介護者の運動を阻害しないようにしましょう

3 車いすの操作方法

車いすの基本
　車いすを扱うための基本として，各部分の名称を知っておきましょう．患者さんや介護スタッフとお話するときに戸惑わなくて済みます（図1〜3）．

車いすの開き方・閉じ方
①車いすを開く際は，車いすの後方から両手でハンドルを持って，肩幅ぐらいまで広げた後，座席部分をハの字にした手で押して開きます（図4）．

②車いすを閉じる際には，車いすの側方に立ち，座席の両端を手で持ち上げるだけで閉じることができます（図5）．

③車いすには腰を深くかけてもらいます．移動する際には足をフットレストの上に置きます（図6）．

④移動の際には，ブレーキを解除し，両手でハンドルを握ってゆっくり押します（図7）．

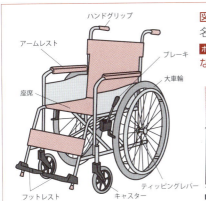
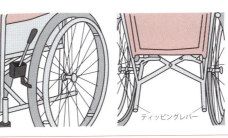

図1～3 車いすの構造．車いすの基本として各部の名称を知っておきましょう

ポイント ブレーキの位置や仕組みは車いすの機種によって異なります

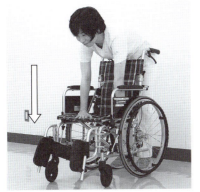

図4 車いすを開く際は肩幅ぐらいまでレバーを開いて広げた後，座席部分をハの字にした手で押して開きます

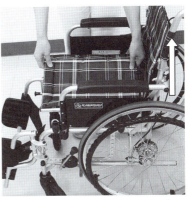

図5 車いすを閉じる際には，車いすの側方に立ち，座席の両端を手で持ち上げるだけで閉じることができます

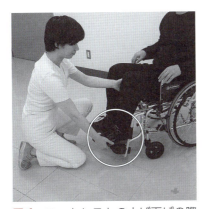

図6 フットレストの上げ下げの際に，患者さんのふくらはぎなどの皮膚を傷つけないように注意をしましょう

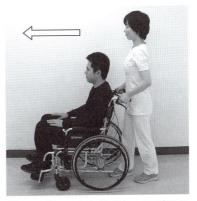

図7 ブレーキを解除し，両手でハンドルを握ってゆっくり押します

⑤浅く座っている場合（仙骨座り）は移動中にずり落ちることもありますので，両脇から手を差し入れ，深く座り直してもらいます（図8〜10）．

車いすで段差を越える

⑥段差を上がるときには，ティッピングレバーを踏むと同時に，ハンドルを下に押さえてキャスターを上げます（図11）．

⑦段差を下りるときや，急な坂道を下る場合には，介助者が先（下方）になり，後方を確認しながらゆっくり下りていきます（図12）．

ポイント

麻痺の患者さんの巻き込みにご注意

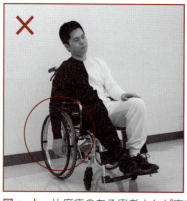 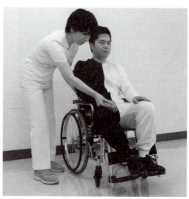

図a, b 片麻痺のある患者さんが車いすに乗った場合，特に麻痺側の腕が垂れてくる場合があります．こうなると，腕を車輪に巻き込んでしまうことがあるので，腕は膝の上に置くようにしましょう

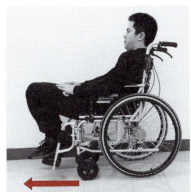

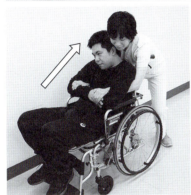 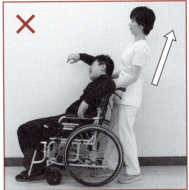

図8～10 仙骨座り（患者さんのお尻が前に滑って仙骨部分に荷重のかかった状態）となった場合，移動中にずり落ちる場合があります．その場合は患者さんには両手を身体の前で組んでもらい，介助者は脇から腕を入れて患者さんの腕をつかんで引くことで姿勢を直します．患者さんの脇を持って引き上げると，患者さんが痛みを感じたり，肩が脱臼することもあります

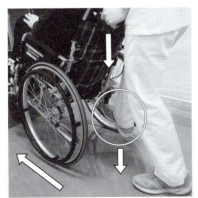

図11 段差を上がる際は，ティッピングレバーを踏むと同時にハンドルを下げてキャスターを上げます

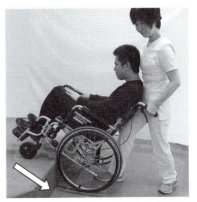

図12 段差を下りる際や急な坂道を下る際には介助者が先（下方）になります

3章 歯科診療所・施設での要介護高齢者への対応

④ 車いすから診療用チェアへの移乗

車いすで来院された要介護高齢者を診療用チェアに移乗する方法です．

①車いすは診療用チェアのステップにできるだけ近づけます（図1）．
②車いすのブレーキをかけて，フットペダルを上げ，患者さんの足を床に着けます（図2）．
③介助者は患者さんの両脇から腕を差し入れて，手掌面で肩甲骨を支えます．足をできるだけ引いてもらうのと同時に，お辞儀をしてもらうつもりで，体幹を前方に傾けてもらいます（図3）．
④前屈の体勢をとったまま，患者さんの足を中心に診療用チェアの方向に体幹を回転させ，ゆっくりと着座させます（図4）．
⑤着座が完了してから，診療用チェアの向きに合わせて姿勢を整えます（図5）．

患者さんの左側に麻痺がある場合，手順が少し変わりますので，下記のポイントをご参照ください．

> **ポイント**
>
> **左側麻痺がある場合**
>
> 患者さんの左側に麻痺がある場合，車いすを診療用チェアと向き合う形で配置します（図a）．健側の右手で診療用チェアにつかまってもらい（図b），右足を支点に回転させて移乗します（図c）．

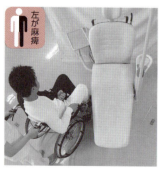
図a 患者さんの左側に麻痺がある場合，車いすを患者さんと向き合う形で配置します

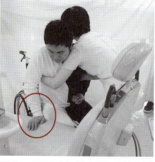
図b 健側である右手で診療用チェアの座面につかまってもらいます

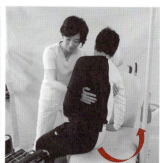
図c 健側の右足を支点として身体を回転させます

❹車いすから診療用チェアへの移乗

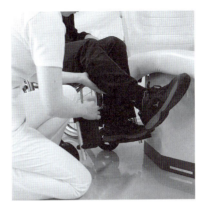

図1 車いすは診療用チェアのステップにできるだけ近づけます

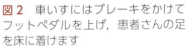

図2 車いすにはブレーキをかけてフットペダルを上げ，患者さんの足を床に着けます

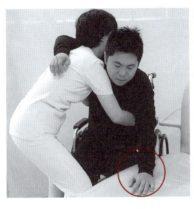

図3 介助者は患者さんの両脇から腕を差し入れ，手掌面で肩甲骨を支えます．患者さんにはお辞儀をしてもらうつもりで身体を前方に傾けてもらいます．診療用チェアの座面など，安定している場所につかまってもらうとよいでしょう

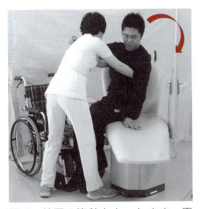

図4 前屈の姿勢をとったまま，患者さんの足を中心に診療用チェアの方向に体幹を回転させ，ゆっくりと着座させます

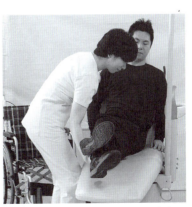

図5 着座が完了してから，診療用チェアの向きに合わせて姿勢を整えます

3章 歯科診療所・施設での要介護高齢者への対応

5 診療用チェアから車いすへの移乗

治療を終えた患者さんを，再び車いすに移乗する方法です．

①車いすは診療用チェアのステップにできるだけ近づけ，ブレーキをかけて，フットペダルを上げておきます（図1）．
②診療用チェアの上で患者さんの身体を介助者に向き合う方向に変えていきます（図2）．
③両脇から腕を差し入れて，手掌面で肩甲骨を支えます（図3）．
④足をできるだけ引いてもらうのと同時に，お辞儀をしてもらうつもりで，体幹を前方に傾けてもらいます（図4）．
⑤前屈の体勢をとったまま，患者さんの足を中心に車いすの方向に体幹を回転させ，ゆっくりと着座させます（図5）．

患者さんの右側に麻痺がある場合，手順が少し変わりますので，下記のポイントをご参照ください．

ポイント

右側麻痺がある場合

患者さんの右側に麻痺がある場合，車いすを患者さんと向き合う形に配置し（図a），健側（左側）の手で遠いほうのアームレストにつかまってもらいます（図b）．移乗させる際も，健側の左足を支点に身体を回転させます（図c）．

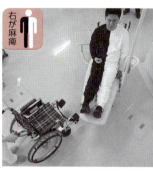

図a 患者さんの右側に麻痺がある場合，車いすを患者と向き合う形で配置します

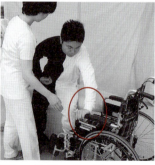

図b 健側の手で遠いほうのアームレストにつかまってもらいます

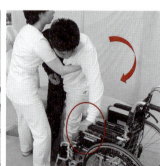

図c 健側の足を支点にして患者さんの身体を回転させます

❺診療用チェアから車いすへの移乗

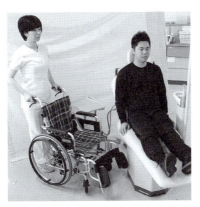

図1 車いすは診療用チェアのステップにできるだけ近づけ，ブレーキをかけてフットペダルを上げておきます

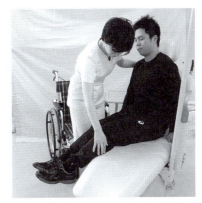

図2 診療用チェアの上で，患者さんの身体の姿勢を介助者に向き合う方向に変えておきます．足が床に着くようにします

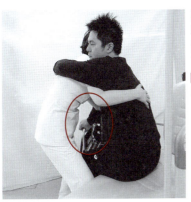

図3 両脇から腕を差し入れ，介助者の手掌面で肩甲骨を支えます．患者さんはお辞儀をしてもらうつもりで身体を前方に傾けてもらいます

ポイント このとき，可能ならば車いすのアームレストにつかまってもらいます

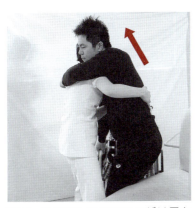

図4 患者さんにはできるだけ足を引いてもらうと同時にお辞儀をしてもらうつもりで体幹を前方に傾けてもらいます

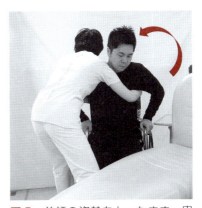

図5 前傾の姿勢をとったまま，患者さんの足を中心に身体を車いすのほうに回転させ，ゆっくりと着座させます

3章 歯科診療所・施設での要介護高齢者への対応

6 上着の着脱1 ― 上着を脱ぐ

　車いすで来院した患者さんの上肢に障害があり，診療用チェアや車いすの上で上着を脱ぐことが困難な場合の介助法です．

①ボタンやファスナーを自分で外すことができないようならば介助します（図1，2）．
②上着の両肩部分を抜いて，できるだけ袖を下げます．
③片方から脱がせます．どちらか片方の上肢に麻痺がある場合は，麻痺のないほうから脱がせます（図3，4）．
④脇から袖を抜き，反対の上肢も同様にして袖を抜いて上着を脱がせます（図5，6）．

COLUMN

・着患脱健

　「ちゃっかんだっけん」と読みます．身体に麻痺や痛みがある人の衣服の着脱を介助する際の原則で，着衣の介助は患部のある側から行い，脱衣の際には反対に健康な側から脱ぐようにすると，着脱がしやすく介助される側への負担が少なくなることをいったものです．麻痺のある方は，関節の可動範囲が制限されていたり，固縮（筋肉が持続的に強くこわばること）していたりすることが多いため，無理に動かせば苦痛を感じます．着衣の際には自由に動きのとれる最初の動作として患側の袖を通して負担を減らし，脱衣の際には関節を曲げないと袖が抜けない最初の段階を健側から行うことで，身体への負担を減らすことができるわけです．

　上肢だけでなく，下肢にも応用できる原則で，ズボンの交換や紙パンツの着脱の際にもこのルールが適用されます．介護技術においては，このように人体の構造や機能を考えて，介護される側の苦痛をできるだけ軽減し，介護しやすいような動作をとることが基本の一つになっています．

❻上着の着脱 1 ― 上着を脱ぐ

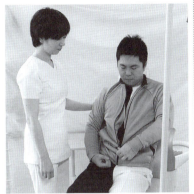
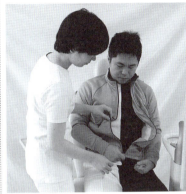

図1,2 まず,ボタンやファスナーを外します.患者さんが自分でできないようならば介助をしましょう

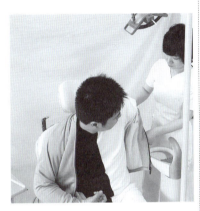
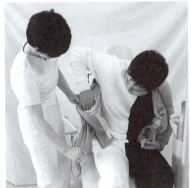

図3,4 片側から脱がせます.左右どちらかに麻痺がある場合,麻痺のない健側から脱がせるのが基本です

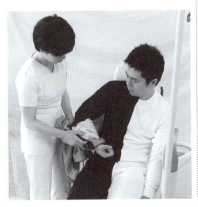
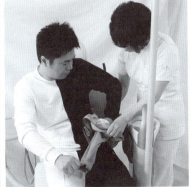

図5,6 続いて,麻痺側の袖を抜きます.患者さんの健側で袖を引っ張ってもらってもよいでしょう

3章 歯科診療所・施設での要介護高齢者への対応

7 上着の着脱2 ― 上着を着る

　　診療終了後に，着衣が困難な患者さんに診療用チェアや車いすの上で上着を着てもらうための介助法です．

①片方から肩まで上着を通していきます．片側に麻痺がある場合は，麻痺のあるほうから袖を通します（図1，2）．
②反対側の上肢も，同様に袖を通します（図3，4）．
③上着の形を整え，患者さん本人にできない場合にはボタン，ファスナーを閉める介助を行います（図5，6）．

❼ 上着の着脱 2 ― 上着を着る

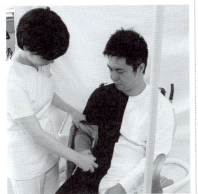
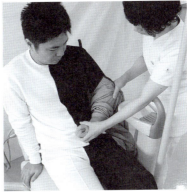

図1, 2 患側から袖を通します．麻痺で腕が動かないため，介助者は患者さんの手を押さえて袖を引っ張り上げます

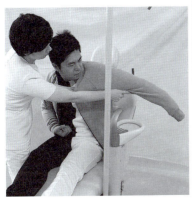
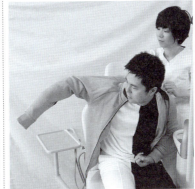

図3, 4 続いて健側の袖を通します．患者の麻痺側の腕では袖を押さえられないため，介助者が手伝います

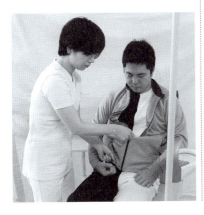
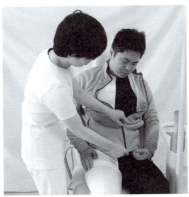

図5, 6 ボタンやファスナーを閉めます

3章　歯科診療所・施設での要介護高齢者への対応

8 患者さんに快適な診療姿勢

1）誤嚥防止のための体位

　患者さんの自立度や障害の状況に合わせて，診療姿勢を調整します．誤嚥予防のための診療用チェアのリクライニング角度の目安を表1に示します．

　診療用チェアで診療する際，どの体位においても誤嚥防止のために頸部が伸展しないよう，頭頸部を軽度に前屈させるようにすることが大切です（図1〜4）．

　車いす上で診察をする場合はヘッドレストによる頭頸部の保定が得られないために頸部が後屈しやすくなりますので，特に注意が必要です．

2）片側麻痺がある場合の座位に注意

　ベッド上の端座位（4章②参照）に比べると，ヘッドレストのある診療用チェアに座った座位では容易に姿勢が安定するように感じます．実は座位での姿勢が安定しているのは，健常者は身体全体の筋肉で抗重力姿勢を自然にとっているからです．ところが，脳卒中などによる片麻痺がある場合はそれがうまくいきません．麻痺のない半身の筋肉には座位をとるための信号が届き，筋肉が正常に活動しますが，麻痺側には信号が届かずに脱力状態のままになっているのです．この結果，最初はまっすぐ座っていても，しだいに麻痺側に身体が傾いてしまうのです（図5〜7）．

3）体位サポート材の使用

　診療用チェアやベッドにおいて姿勢の保持ができない場合には，体位サポート材を使用します（図8）．車いす上で診察する場合も，できる限り座面の接触面積が広がるように，90度座位姿勢（股関節90度，膝関節90度，足関節90度）を目指して座れるようにクッションなどを使用すると，圧の再分配ができて摩擦・ずれを回避することができます．

表1　診療用チェアのリクライニング角度の目安

自立度	リクライニング角度	対象
全介助	30度	食事の自力摂取困難 座位困難
一部介助	45度	食事の自力摂取可
自立	60度以上	座位可能 頸部前屈位可能

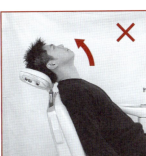

図1，2 診療時は図1のように頸部を軽く前屈させます．図2のように下あごが上がると誤嚥しやすくなるので避けます

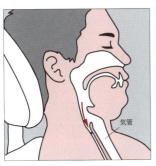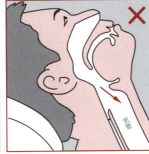

図3，4 図1，2の体位の模式図．図4のように下あごが上がると，気管に液体などが入りやすくなってしまいます

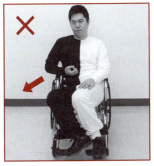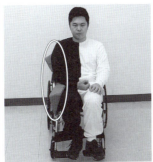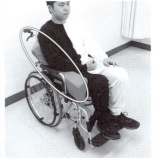

図5〜7 麻痺のある患者さんは健側に力が入り，麻痺側に身体が傾きやすいので，麻痺側に体位サポート材を入れるなどして，姿勢を保持させます

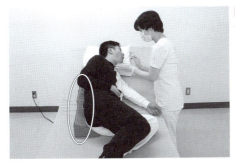

図8 ベッド上の患者さんでは健側が下，患側が上になるような体位を取り，誤嚥を防ぎます．体位サポート材を利用して麻痺側を持ち上げましょう

3章 歯科診療所・施設での要介護高齢者への対応

9 患者さんと医療者のためのボディメカニクス

　ボディメカニクスとは，身体の仕組みを理解して，力学的相互関係を取り入れ，介助する側とされる側の負担を少なくする技術です．ボディメカニクスを活用すると，小さな力で大きな効果を出せるようになり，介助動作を円滑に行うことができます．体格の小さな介助者が大きな身体の患者さんを介助する際や，患者さんの身体の保護，介助者の腰痛予防などに役立ちます．

1）原則的な考え方

（1）支持基底面を広くとる

　人や物が支えられている底面で，接点の外縁を結んだ範囲を「支持基底面」といいます．支持基底面は広いほうが安定するので，介助をするときは両足を肩幅くらいに開いて立ちます．体を動かすときの重心の移動による腰や筋肉への負担を少なくすることにもつながります（図1，2）．

（2）重心を低くする

　相撲の取り組みを想像してみてください．膝を曲げて腰を落とし，重心を低くすると，姿勢が安定し，効果的に力を使うことができます．相手の体を抱えるときなどに有効です．反対に，腰を曲げた前傾姿勢では重心が高くなり，腰にも負担がかかってしまいます（図3，4）．

（3）相手の体になるべく近づく

　相手の重心を自分に近づけるほど力が伝わりやすくなります．体を持ち上げるときなどは，自分の体に密着させ，患者さんの重心を支持基底面の中に入れると，動作が安定します．また，腰を曲げず，重さを広い面で支えられるので，体への負担が減らせます（図5，6）．

（4）テコの原理を応用する

　たとえば患者さんをベッドの上で起こす際，上体を持ち上げるとかなりの力を要します．こんな場合には，臀部を支点にしてシーソーのように患者さん自身の下半身の重さで引き起こせば，少ない力で介助することができます（図7，8）．

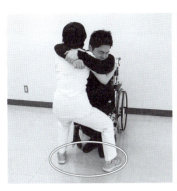 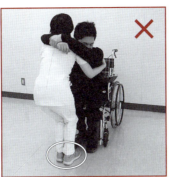

図1, 2　支持基底面（図中○）の例．図2のように足を閉じると支持基底面が広くとれず，安定しません

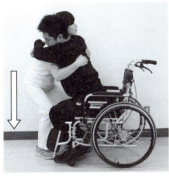 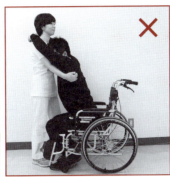

図3, 4　膝を曲げて腰を落とすことで姿勢が安定し，効率的に力を使うことができます

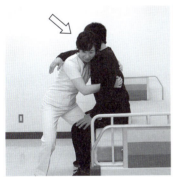 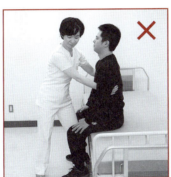

図5, 6　介助者の重心をできるだけ相手の身体に近づけ，患者さんの重心を介助者の支持基底面に入れると安定します

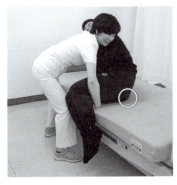 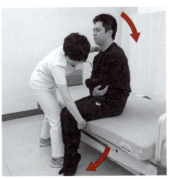

図7, 8　患者さんの臀部（図7の○）を支点とし，下半身の重さを用いて上半身を起こします

(5) 相手の身体を小さくまとめる

動かす対象が小さいほうが，力は小さくてすみます．体の向きを変えるときやベッドの上で体を動かすときに，相手に胸の上で腕を組んでもらったり，両膝を立ててもらう，膝を組んでもらうなど，体を体幹に向けて小さくまとめると動作が楽になります（図9～11）．

(6) 片側麻痺の患者さんへの応用

片側麻痺の患者さんが立ち上がろうとする際には，麻痺側の足に力が入らず，膝折れして転倒する場合があります．そのような場合には，状況に応じて介助者が手で膝を支えたり（図12），膝頭を介助者の膝頭で支えたり，（図13），介助者の膝で外側から支えて（図14），転倒を防ぎます．

⑨患者さんと医療者のためのボディメカニクス

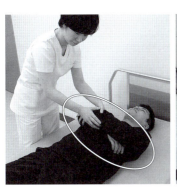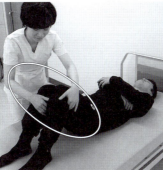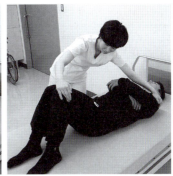

図9〜11 患者さんの身体を小さくまとめるには，身体の前で腕を組み，膝を折り曲げます．こうすることで，より少ない力で身体を動かせます

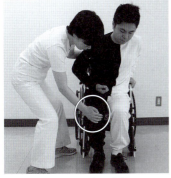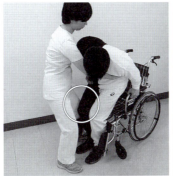

図12 手による膝の支持

図13 膝頭による膝折れの防止．介助者の膝頭を支点に患者さんの麻痺側の膝を伸ばします

図14 介助者の膝で外側から支えます

COLUMN

・ウォーキングと認知症

　年齢とともに歩く速度は少しずつ遅くなります．これは年齢に伴う筋力の低下や関節の可動域が狭まることによると考えられてきました．しかし，認知機能が正常と診断された70歳以上の男女175人の歩行速度を14年間追跡した最新の研究の結果では，歩行速度が低下した高齢者では脳の海馬と呼ばれる記憶や姿勢制御にかかわる領域に萎縮が生じている可能性が高いことがわかりました[1]．また，65歳以上の日本人6,909人を12年間追跡した結果，1日1時間以上ウォーキングしているグループは，1日の歩行時間が30分以内のグループよりも認知症を発症するリスクが30％程度低いことが報告されています[2]．

　今後は，認知機能の検査として歩行速度の測定が行われたり，認知症予防としてウォーキングが推奨されるようになるかもしれませんね．

文献

1) Rosso AL, et al. Slowing gait and risk for cognitive impairment. Neurology. 2017；89(4):336-342.
2) Tomata Y, et al. Changes in time spent walking and the risk of incident dementia in older Japanese people: the Ohsaki Cohort 2006 Study. Age Ageing. 2017;5:1-4.

chapter 4

4章
寝たきり高齢者への対応

4章 寝たきり高齢者への対応

1 寝たきり高齢者でチェックしなければならない項目

寝たきりとはどういう状態か

「寝たきり」とは常時ベッドで寝ている状態や臥床している状態を意味しますが，明確な定義はありません．一般的には以下の3つの状態のいずれかにあると「寝たきり」と表現します．

1. **遷延性意識障害の状態**：自力でも介助されても起床できず，意識がない状態．
2. **完全な寝たきり状態**：自力でも介助されても起床できないが，意識はある状態．
3. **準寝たきり状態**：自力では起床できないが，介助されれば起床可能で，車いす，いす，ソファ，ベンチ，トイレの便座などで座位を維持可能で，病院・介護施設などに移動可能な状態．

つまり，「寝たきりの高齢者の口腔ケアをお願いします」といった依頼があった場合，まずどれくらいの寝たきりの状態なのかを把握しなければなりません．介護保険施設では，「障害高齢者の日常生活自立度（寝たきり度）」を用いて判定していることが多いため，これらの判定基準を理解しておく必要があります（表1）．また，歯みがき，義歯の着脱，うがいの3項目について，自立，一部介助，全部介助の3段階評価で行う改訂BDR（口腔清掃自立度）の評価も，歯科医療従事者としては把握すべき項目となります．

寝たきりの原因

寝たきりの原因として，以下のようなものが考えられます．

1. **麻痺**：脳血管疾患の後遺症として麻痺が残る場合や，けがによって脊椎損傷を起こし，歩行障害が生じて寝たきりになります．
2. **骨折**：大腿骨骨折や圧迫骨折によって歩行が困難になり，寝たきりになります．
3. **腰痛，膝痛や関節痛**：関節リウマチが進行すると，関節の骨や軟骨が破

表1 障害高齢者の日常生活自立度（寝たきり度）の判定基準

生活自立	ランクJ	何らかの障害等を有するが，日常生活はほぼ自立しており独力で外出する 1. 交通機関等を利用して外出する 2. 隣近所へなら外出する
準寝たきり	ランクA	屋内での生活はおおむね自立しているが，介助なしには外出しない 1. 介助により外出し，日中はほとんどベッドから離れて生活する 2. 外出の頻度が少なく，日中も寝たり起きたりの生活をしている
寝たきり	ランクB	屋内での生活は何らかの介助を要し，日中もベッド上での生活が主体であるが，座位を保つ 1. 車いすに移乗し，食事，排泄はベッドから離れて行う 2. 介助により車いすに移乗する
寝たきり	ランクC	1日中ベッド上で過ごし，排泄，食事，着替において介助を要する 1. 自力で寝返りをうつ 2. 自力では寝返りもうてない

壊され，関節可動範囲が狭くなり，歩行障害につながります．

4. **治療のための制限**：心臓などの臓器手術などで長期にわたって治療が続くと，動きたくても治療のために制限がかかります．このような状態では筋力の低下につながり，歩行障害が生じます．

寝たきりになった原因，つまり既往歴，現病歴をしっかりと把握しておくことが必要となります．そこで役に立つのが，フェイスシートや施設入所時判定会議資料です（**図1**）．これらはアセスメントシートとともに入所者ごとに整理されていることが多いので，必ず目を通しておきたいところです．

口腔のアセスメント

口腔内外に関しては，さまざまなアセスメントシートが活用されていますが，一般的には下記の項目を評価します．

1. 歯および歯肉の状態
2. 義歯の使用状況や，管理状態
3. 口腔粘膜病変の状態（口腔乾燥症，口内炎，粘膜病変の有無など）
4. 舌の状態
5. 開口障害，顎関節脱臼の有無
6. 廃用症候群
7. 味覚障害，口臭
8. 含嗽機能，嚥下機能，構音機能

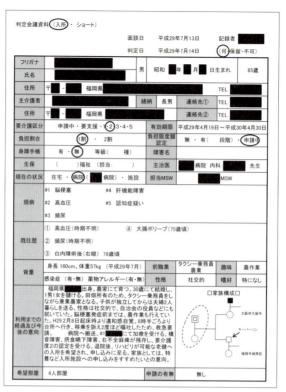

図1 実際の入所時判定会議資料

　それぞれの歯科医院で統一したアセスメントシートを活用することも大切ですが，定期的にキャリブレーションを行い，適切な評価をすることが望まれます．

　その他にも，居住空間の清掃状況や服薬状況などにも目を配り，必要時にはケアマネジャーなどに報告，相談します．

COLUMN

・若年性アルツハイマー病と障害者手帳

　アルツハイマー病の大部分は65歳以上で発症しますが，4～5％程度はそれ以前に生じる若年性アルツハイマー病として発症することが知られています．この病気が一家の働き手に起こったような場合には，ちょうど会社などでは重要な職務を任せられている年代であることもあり，退職を余儀なくされることもあるようです．そんな場合には，家族の負担も大変ですし，また医療費の負担も大変です．

　わが国には，こんな場合に支援を行う社会制度があります．その一つが「障害者手帳」です．認知症と診断されると「精神障害者保健福祉手帳」を取得できる場合があります．血管性認知症やレビー小体型認知症など身体症状がある場合は「身体障害者手帳」に該当する場合もあります．これらの手帳があれば，医療費の自己負担分に補助が出たり，企業の障害者雇用枠として働き続けることが可能となることがあります．また，税制の優遇措置，公共交通料金や施設の利用料の割引などもあります．

　問題は，こういった制度は申請主義，すなわちこの制度を知っていて，担当する機関に申請をして資格を得ないと恩恵を受けられないことです．介護においても情報はとても大切です．

文献
1) 長谷川嘉哉．介護にいくらかかるのか？―いざという時，知っておきたい介護保険の知恵．学研新書．2011．

4章 寝たきり高齢者への対応

② 患者さんの体位と安全な診療姿勢

　　介護の現場では，要介護者の残存能力を活かしたり，移動や介護をスムーズにしたり，また生活にメリハリをつけるなどのために，場面に応じて適切な体位を選択します．ここでは，おもな体位とその長所・短所について解説します．

椅坐位：いすに腰かけた姿勢（図1）
　　使用場面：食事の際やテレビを見るような日常の場面
　　長所：背もたれがあるので姿勢を安定させやすい
　　短所：片麻痺などがある場合は姿勢が安定しない

端座位：ベッドの端など，背もたれがない状態で座った姿勢（図2）
　　使用場面：ベッドから車いすに移乗する際や歩行を開始する際
　　長所：次の動作に移りやすい
　　短所：背もたれがないためバランスがとりにくい．上半身を自分で支
　　　　　える能力が必要

長座位：上半身を起こして，下肢を前に投げ出した姿勢（図3）
　　使用場面：ベッドや床での食事などの生活の場面
　　長所：寝たきりの方では，気分を変えたり，寝たきりにしない効果が
　　　　　ある
　　短所：側方の支えがないため，体幹が疲れ，安定しない

ファウラー位・セミファウラー位：ベッドの頭側をギャッジアップして30〜60度上げた姿勢がファウラー位．セミファウラー位は15〜30度上げた姿勢．枕やクッションを背中，肩に入れたりして調整する（図4，5）
　　使用場面：寝たきりの方，回復期の方の口腔ケアや食事など
　　長所：呼吸器に問題があったり，座位をとるほど体幹の安定しない方
　　　　　に用いることができる
　　短所：上半身が次第にずり落ちてくることがある

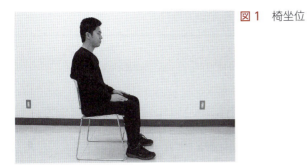
図1　椅坐位

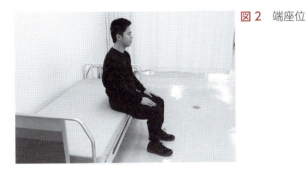
図2　端座位

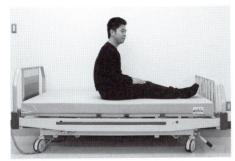
図3　長座位

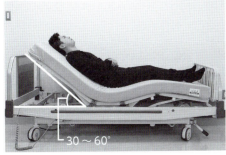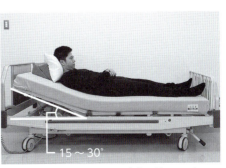

図4, 5　ファウラー位（図4）とセミファウラー位（図5）．上半身がずり落ちてくることがあるので図4のようにベッドのボトム部分を立てると安定します

頸部前屈位：上半身を 30 度起こした姿勢に加え，視線が前方水平に向くように枕で調整（図 6）
  使用場面：誤嚥しやすい方の口腔ケアや食事介助
  長所：気管が食道入口部よりも上になるため誤嚥しにくい
  短所：介助者が上からアプローチすると，要介護者の視線も上向きになるため，誤嚥の危険性が増大する

仰臥位：仰向けに寝た姿勢（図 7）
  使用場面：就寝時や休息時
  長所：支持基底面が広く重心が低いため，安定している
  短所：寝返りをうつことができない場合は褥瘡に注意が必要．この姿勢での水分摂取や摂食は危険

側臥位：身体の左右どちらかを下にした状態（図 8）
  使用場面：褥瘡防止のための寝返り姿勢など．片側麻痺の寝たきりの方の口腔ケアは，健側を下にした側臥位で行うのが安全（図 9，10）
  長所：比較的安定した体位
  短所：仰臥位に比べて支持基底面が小さくなるため，やや不安定

半側臥位：左右どちらかの側臥位で，上半身だけ 45 度倒した姿勢（図 11）
  使用場面：寝たきりの方の寝返りとして
  長所：寝返りとして姿勢を用いることで，褥瘡対策となる
  短所：上半身にクッションを用いて姿勢を維持しないと安定しない

起座位：座位よりも上半身を前に倒し，テーブルやクッションなどで上半身を支えた姿勢（図 12）
  使用場面：心疾患や喘息の方の心臓の位置を高くして楽にする
  長所：横隔膜が下がり，胸郭が広がるので，呼吸が楽になる
  短所：疲労しやすい

❷患者さんの体位と安全な診療姿勢

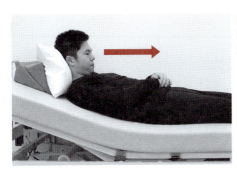

図6 頸部前屈位．目線が前を向くようにする．頸部を前屈させることにより，気道への角度が急になり，誤嚥の可能性が低減する

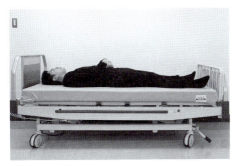

図7 仰臥位

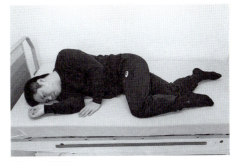

図8 側臥位

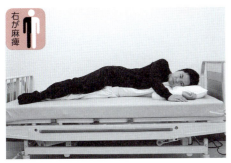

図9 右側麻痺時の側臥位．麻痺側を上にする

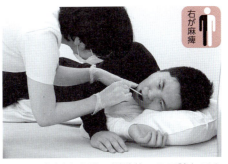

図10 右側麻痺時の側臥位での口腔ケアの様子

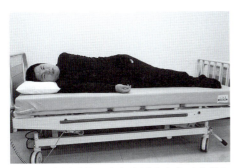

図11 半側臥位．上半身が上を向くような姿勢

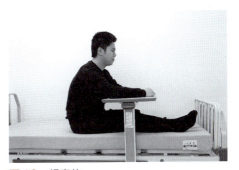

図12 起座位

高齢者の歯科診療はじめの一歩　介護・介助の基本スキル　59

4章　寝たきり高齢者への対応

③ 体位変換（寝返り）

　　ベッド上では仰臥位で寝たきりの方の体位を側臥位に介助する方法です．床ずれ防止のために行うほか，ベッドからの起き上がり，車いすへの移乗につなげる動作となります．

①左右の腕を胸の前で合わせます（図1）．
②膝を立てます（図2）．
③下肢の方からゆっくりと介助者側（手前）に倒します（図3）．
④肩が浮いてきたら，肩を介助者側（手前）に誘導します（図4）．

> **ポイント**
> 　図1，2の姿勢によって，わずかな力で十分に回転します．上肢，下肢を体幹の方に寄せて，身体を小さくすることで動作に力が要らなくなります（3章⑨「ボディメカニクス」参照）．下肢→肩の順に動かすと，自然に身体が側方に向きます．

❸体位変換（寝返り）

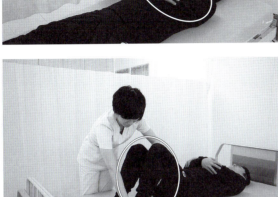

図1 患者さんの左右の腕を胸の前で合わせます

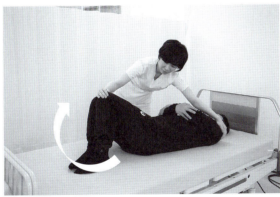

図2 患者さんの膝を立てます
ポイント 四肢を体幹に近づけ，小さくたたむイメージです

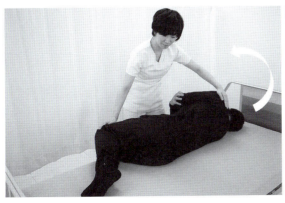

図3 下肢のほうからゆっくりと介助者側に倒します

図4 下肢に続いて肩が浮いてきたら，ゆっくりと肩を介助者側に倒します

4章　寝たきり高齢者への対応

④ ベッドからの起き上がり

　寝返り介助による側臥位から引き続き，ベッドの上で端座位まで体位を変える方法です．

①寝返り介助で側臥位にした状態で，介助者は左手を頸部の下に入れて頭部を支え，右手をそろえた下肢の後方から支えます（図1）．
②頭部を支える左手は肩甲骨に添えるつもりで（図2）．
③下肢を支える右手は，後方から右膝の下に入れます（図3）．
④両下肢をベッド端に下ろすのと同時に，臀部を中心に上半身を起こします（図4）．

> **ポイント**
> 　臀部を中心に回転させるイメージです．介助する手は，面で支えるつもりにすると，要介護者の痛みの軽減につながります．
> 　頭部，下肢を屈曲させて，小さくまとめることで，動作に必要な力は軽減されます．

❹ベッドからの起き上がり

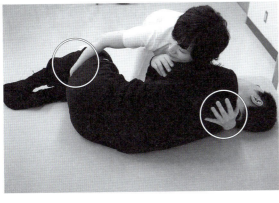

図1 寝返り介助で側臥位にした状態で，左手を頸部の下に入れて頭部を支え，右手はそろえた下肢の後方から支えます

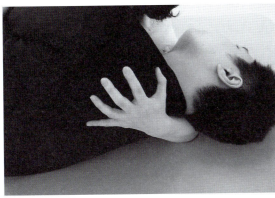

図2 頭部を支える左手は広い面で肩甲骨を支えるつもりで

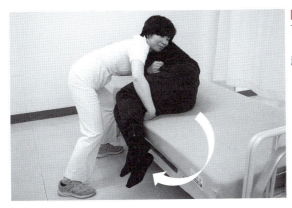

図4 両下肢をベッドの下に下ろすと同時に，腰を中心にして振り子のように上半身を起こします

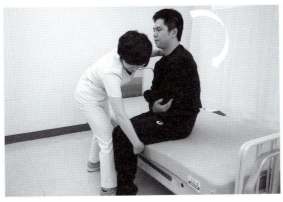

図3 下肢のほうからゆっくりと介助者側に倒します

5 ベッドからの立ち上がり

ベッドの上での端座位から立ち上がってもらう方法です．

①ベッドに浅く腰かけてもらい，足をできるだけ後方に引いてもらいます（図1）．
②両脇に腕を入れ，両方の肩甲骨を下から支えます（図2）．
③介助者は腰を落として，患者さんの体幹を前方に傾けて，重心が患者さんの足の直上にくるように誘導します．患者さんにお辞儀をしてもらうつもりで立ち上がりを促すのも有効です（図3）．
④立ち上がる際には，左右どちらかに身体が傾かないように注意します（図4）．

❺ベッドからの立ち上がり

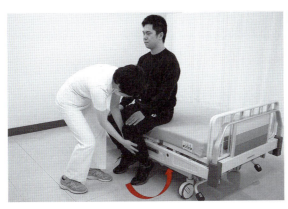

図1 患者さんには浅く腰かけた端座位をとってもらい，足をベッド側に引いてもらいます

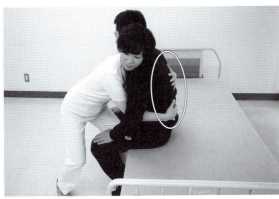

図2 介助者は患者さんの両脇に腕を入れ，患者の肩甲骨の辺りを支えます

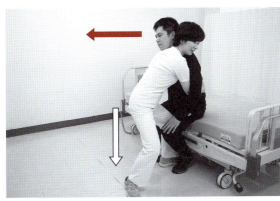

図3 介助者は腰を落とし，患者さんの身体を前に傾けます．患者さんの重心が足の直上にくるとバランスがよくなります

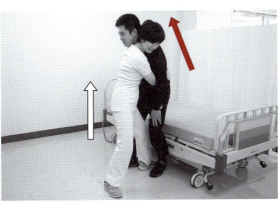

図4 介助者に身体を傾けてもらうかたちでゆっくり立ち上がります．このとき，患者さんの身体が左右に倒れないように注意します

高齢者の歯科診療はじめの一歩 介護・介助の基本スキル

4章 寝たきり高齢者への対応

⑥ ベッドから車いすへの移乗

ベッドの上での端座位から車いすに移乗する方法です．

①車いすはベッドに対して15度ぐらいの方向に向けます．ブレーキをかけるのを忘れないように（図1）．
②介助者は患者さんにできるだけ身体を近づけ，双方の重心が支持基底面に入るようにします（図2）．
③両脇から手を差し入れ，手掌で肩甲骨部分を支えます（図3）．
④患者さんにお辞儀をしてもらうつもりで前屈させて，立ち上がりのきっかけを作ります（図4）．
⑤患者さんの身体の向きを車いす方向に回転させます（図5）．
⑥患者さんの前傾姿勢を維持したまま，ゆっくりと着座させます（図6）．

⑥ベッドから車いすへの移乗

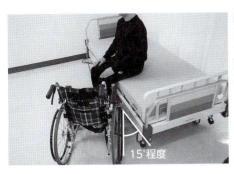

図1 ベッドの近くに車いすを寄せます．ベッドに対して15度くらいの角度をつけるとよいでしょう．患者さんに麻痺がある場合，健側に車いすを配置します．また，患者さんの足はできるだけ引いてもらいます

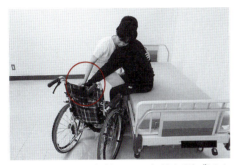

図2 介助者は患者さんに身体を近づけます．患者さんには自分の身体から遠いほうの車いすのアームレストをつかんでもらうと安定します

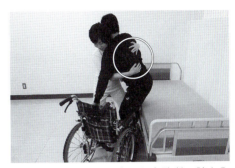

図3 患者さんの両脇から介助者の腕を入れ，肩甲骨の辺りを支えます

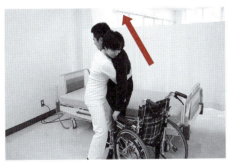

図4 患者さんにはできるだけ足を引いてもらうと同時に，お辞儀してもらう形で体幹を前方に傾けてもらい，立ち上がります

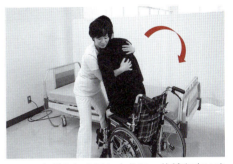

図5 患者さんの足を中心に，体幹を車いす方向に回転させます

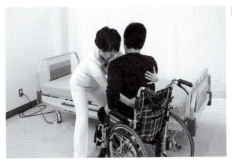

図6 ゆっくり着座させます

7 麻痺がある場合の車いすへの移乗

4章　寝たきり高齢者への対応

　片側麻痺の患者さんの健側の残存能力を活用してベッドから車いすへの移乗を介助する方法です．麻痺側ごとに対称的な介助法になります．ポイントは，健側に車いすを位置させること，健側の手を遠くに伸ばして前傾姿勢をとること，健側の足を支点にしたピボットターンで着座方向に回転することです．

右側麻痺がある場合

①車いすは患者さんの健側である左側に 15 度ぐらいの方向でフットレストを上げた状態で寄せます（図 1）．ブレーキをかけるのを忘れないように．

②健側である左手で車いすのアームレストを持ってもらいます（図 3）．遠いほうのアームレストをつかむのは，そのまま座位の姿勢に移行しやすいのと，自然に前傾姿勢になって立ち上がり動作に移りやすいからです．同時に足をできるだけ引いてもらうようにしてください．

③患者さんにお辞儀をしてもらう気持ちで，立ち上がり動作を促します．その際，麻痺側の足には力が入らず，膝折れを起こして転倒する可能性がありますので，介助者の手で右膝を支えます（図 5）．介助者の膝頭や膝の内側で支える方法もあります（3 章⑨の図 13，14 を参照）．

④健側の左足に体重が移り，支点が確保できたところで，患者さんの体幹を車いすに向けて回転させます．前傾姿勢をある程度保持したままにすると，軽い力で回転動作が行えます．患者さんの動作を支えるために，介助者は足を十分に開いて支持基底面を確保してください．着座はゆっくり確実に（図 7）．

左側麻痺がある場合

①車いすは患者さんの健側である右側に寄せます（図 2）．

②右手で車いすの遠い方のアームレストを持ってもらいます（図 4）．足をできるだけ引いてもらうようにしてください．

③患者さんにお辞儀をしてもらう気持ちで，立ち上がり動作を促します．その際，膝折れを防ぐため介助者の手で左膝を支えます（図 6）．

④健側の右足に体重が移ったところで，患者さんの体幹を車いすに向けて回転させ，着座させます（図 8）．

❼麻痺がある場合の車いすへの移乗

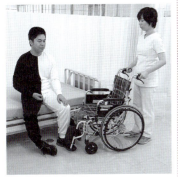 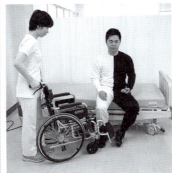

図1，2 患者さんの健側に車いすを寄せます

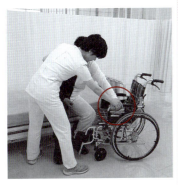 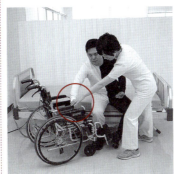

図3，4 まず，患者さんの健側の手で遠いほうのアームレストをつかんでもらいます

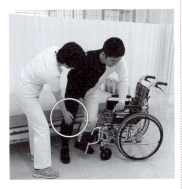 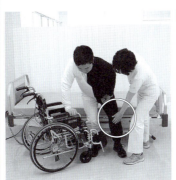

図5，6 患者さんが立ち上がる際，麻痺側の膝を支えます

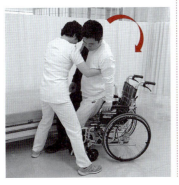 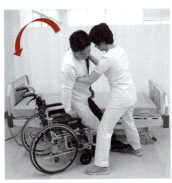

図7，8 患者さんの身体が立ち上がったら，健側の足を中心に身体を回転させ支えながら着座させます

4章 寝たきり高齢者への対応

8 床から車いすへの移乗

　　床に臥床している患者さんなどを車いすに移乗する方法です．2名で介助する方法を示します．

①上半身を担当する介助者は，患者さんの頭部を膝の上に乗せ，にじり寄るようにして上半身を起こします（図1）．
②上半身が起きたところで，脇から腕を差し入れ，前で組んでいる腕をしっかり握ります（図2）．
③下半身は膝をそろえて曲げます．下半身を担当する介助者は膝の裏に腕を入れ，しっかりと両手で把持します（図3）．
④介助者のタイミングを合わせて車いすに移乗を行います（図4）．

> **ポイント**
> ・上半身は体格のよい介助者が担当するほうが安全です．
> ・下肢の把持は，自分の手同士をしっかりと持ちます．
> ・介助者は，患者さんをなるべく自分の体幹に近づける気持ちで行うとぐらつきが少なくなります．

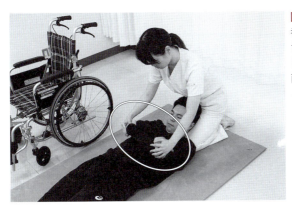

図1 上半身を担当する介助者は患者さんの頭部を膝に乗せ,患者さんの上半身を起こします.患者さんの腕は胸の前に組んでもらいます

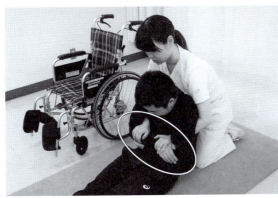

図2 患者さんの脇から腕を入れ,組んでいる腕をしっかりと握ります

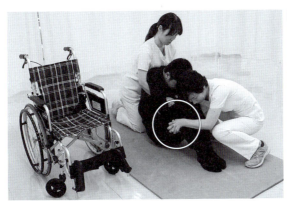

図3 下半身の担当の介助者は,患者さんの膝を折り曲げ,膝の下に腕を通します.このとき,介助者の手同士をしっかりと組み,持ち上げても外れないようにします

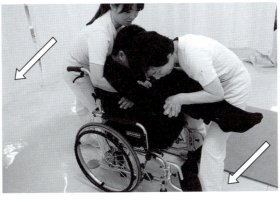

図4 2人の介助者のタイミングを合わせて持ち上げ,車いすにゆっくり移乗させます

COLUMN

・大先輩の校歌

　訪問診療で移動中の自動車の中での話です．一緒に訪問診療に行った学生さんと，診察を終えた患者さんの病状などについて話をしていたとき，さきほど口腔ケアを終えたKさんのことが話題になりました．Kさんは施設に1年半ほど前に入所された90歳を超えた男性．いまではお話しすることもできないほど認知症が進行してしまいましたが，入所された当初はときどき会話ができるときもあり，体調のよいときは寝たきりのベッドの上で時折，歌を口ずさんでいたのが記憶に残っていました．そのときよく歌われていたのが，「ときはの森の」から始まる明るい歌．題名はわからなかったのですが，私が覚えていたその歌の冒頭を口ずさんだときに，それを聞いていた学生さんが突然，「それ，私の高校の校歌です」と声を上げました．

　彼女の出身校は，白い校門が印象的な，質実剛健を校訓とする地域の名門校．校歌は彼女が入学したとき，最初の1週間ほど毎夕，先輩方の指導を受けて厳しく教え込まれたとのことでした．創立100年を超える高校ですから，Kさんもきっと，先輩から厳しく校歌を教えられたのでしょうね．

　今では校歌を口ずさむこともなくなってしまったKさんですが，今日は70年以上の後輩から口腔ケアをしてもらっていたのです．以前，校歌を口ずさんでいたときには，きっと楽しかった高校生活を思い出していたのでしょう．次回の口腔ケアの際には，ぜひ耳元で後輩から校歌を歌って聞かせてあげたいな，Kさんが一緒に声を出してくれたらいいな，と思いながら帰途につきました．

chapter 5

5章
要介護高齢者への対応を充実させるための必要な技術

5章 要介護高齢者への対応を充実させるための必要な技術

1 要介護高齢者の治療時に役立つスキル

　要介護高齢者はなんらかの全身疾患を合併していることが多く，歯科治療時に状態が急変することもあります．このような高齢の患者さんに対して安全に歯科治療を行うためには，治療中の全身管理の知識と技術，状態が急変した際の対応のスキルが必要となります．

　本項では，高齢者の診療で用いることの多いモニタ機器の使用法や目安とすべき数値，救急処置に関する基本的な事項を紹介します．

モニタ機器の使用法

1) 血圧計

　歯科治療中には，精神的なストレスや疼痛刺激で血圧が上昇したり，血管迷走神経反射によって血圧の低下が生じたりします．高齢者では特に血圧が上昇しやすく，特に循環器系疾患を合併した患者さんでは脳血管障害や不整脈，虚血性心疾患が生じる可能性があります．このため，リスクのある患者さんでの血圧のモニタは重要です．

　歯科治療時のモニタによる血圧と治療の可否の判断は，患者さん自身の日頃の血圧などにも左右されますが，目安となる基準を表1[1]に示します．一般に収縮期血圧が200 mmHgを超えると脳血管疾患を発症しやすいといわれていますので，200 mmHgを超えたら危険だという判断が必要です．

　続いて，訪問診療で頻用される自動血圧計（図1）による血圧のモニタリングの手順を紹介します．

①前腕を心臓の高さにして，カフ（マンシェット）を上腕に巻きます．その際，素肌か薄い下着の上から巻くようにしましょう．厚手の服をたくし上げると血管を圧迫するので必ず脱ぐようにしてください．透析をするために

表1　血圧と歯科治療の可否[1]

収縮期血圧	歯科治療の可否
≦ 160 mmHg	歯科治療を開始，継続可能
160 〜 180 mmHg	注意して治療，いつでも中断できる体制をとる
180 〜 200 mmHg	治療を中断して安静にする
≧ 200 mmHg	治療の続行は危険

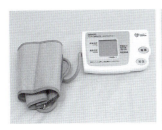 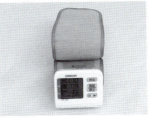

図1　自動血圧計．左は上腕，右は手首で計測するタイプのもの

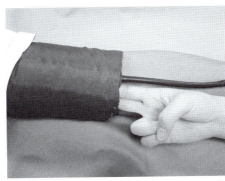

図2　カフを巻くときは指が1，2本入る程度に

シャントがある患者さんや上腕に外傷がある患者さんは反対の腕に巻くようにします．

②カフを巻くときの強さは，指が1，2本入る程度とします（図2）．巻き方が緩いと測定値が高めに出るので注意が必要です．

③自動血圧計の開始ボタンを押せば測定が開始します．測定間隔は，まずは5分間隔としておき，血圧変動が大きい場合は測定間隔を短く設定して，血圧変化により素早く対応できるように配慮します．

　最近は，手首で測定できる小型のものもありますが，機器に応じた正しい計り方をすれば，大きな差が出ることなく計れます．

　また，血圧は体位によって変化します．それは体位を変えることによって心臓に戻る血液量が変化して心拍出量も増減するためで，プローブの位置が心臓より高いと低値となり，低いと高値を示すようになります．また，足を組んだりしても血圧は変化します．血圧を測定するときは，毎回できるだけ同じ条件になるように注意するようにしましょう．

2）パルスオキシメータ

　パルスオキシメータは動脈血の酸素飽和度（SpO_2）を測定する機器です．

SpO_2の基準値は97〜98%で，95%以下の場合には注意を要し，治療を停止して回復をみたり，誤嚥がないかなど注意してみる必要があります．また，パルスオキシメータのプローブは体動によりずれて低値を示すことも多いので，プローブの装着具合をまず確認してください．

　SpO_2が90%を下回った場合には直ちに治療を中止し，可能ならば酸素吸入を行います．ただし，重度の呼吸不全がすでにあり，在宅酸素療法を受けている場合などは，SpO_2の目標値は90%程度とします．

　パルスオキシメータによるSpO_2の測定はほとんど自動で行われますが，装着時の注意は以下のとおりです．

①パルスオキシメータのプローブは示指に装着します．示指が使えない場合は，母指以外の指または足の指を使うこともできます．
②同時に血圧測定をしている場合には，血圧計のカフを巻いた腕と反対の示指に装着します．これは，血圧測定中に無脈になってしまうからです．
③プローブからは赤い光が出ているので，発光部を爪側にして爪の付け根に発光部がくるようにします．マニキュアの塗布・白癬のある爪は光の透過を妨げてしまうため，避けるようにします．

　パルスオキシメータはSpO_2のほかに脈拍数も連続的に表示してくれます．このため，歯科治療中に局所麻酔を使用した際の脈拍数のモニタリングや，緊張や疼痛による脈拍の変化を見るのにも適しています．アドレナリンを添加した局所麻酔を使用した後は脈拍数を確認し，増加を示したら脈拍数が戻ってから麻酔薬を追加するようにします．また，リズムに注意すれば，不整脈の出現を見つけることもできる，有効なモニタ機器です．

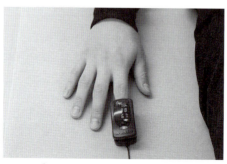

図3　パルスオキシメータ．示指に装着します

咽頭吸引

自力で痰を喀出できない，頸部を聴診した際に複雑音（ブツブツ，グーグーという音）が聴取される，口腔内に唾液や痰の貯留を認める，呼吸数が増加した，経皮的酸素飽和度が低下したといった，咽頭への痰や唾液の貯留が認められた場合に吸引を行います．咽頭吸引はさまざまな職種のほか，ご家族が行うこともありますので，必ずしも歯科医療従事者が行わなければいけないわけではありません．しかし，その手順を知っておくことは，高齢の患者さんに関わる多職種チームの一員としての存在感を出すことにつながります．

1）吸引の種類

吸引とは，有効な換気を維持・改善するためにカテーテルを用いて，気道内に貯留した分泌物を除去する手技です．吸引は侵襲を伴い，ときに合併症を引き起こす可能性があるので，患者さんの状態に応じて細心の注意を払うようにします．吸引には痰の貯留している部分によって，口腔吸引，鼻腔吸引，気管吸引がありますが，ここでは口腔吸引について簡単に説明します．

2）必要な物品

吸引器，吸引カテーテル，通水用の水，聴診器，パルスオキシメータ，手袋，マスクなどを用意します（図4）．

3）手順

①頸部の聴診で複雑音（ブツブツ，グーグーなど）が聴取された場合に咽頭吸引を行います．まずはパルスオキシメータにより SpO_2 を確認します．
②手袋を着用します．

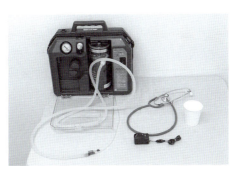

図4　口腔吸引に必要な物品

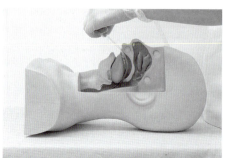 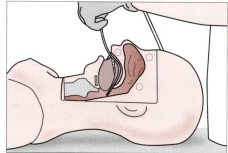

図5 a, b　口腔吸引は口腔から咽頭までの貯留物を吸引します．気道粘膜を傷つける可能性が高いので，気管まではカテーテルを挿入してはいけません

③吸引カテーテルを吸引ホースに接続します．
④口腔内をよく観察しながら，ゆっくり咽頭後壁に向かってカテーテルを挿入します（図5 a, b）．咽頭後壁までは約10〜13 cm程度です．カテーテルの根元を抑えていた母指を離し，カテーテルに陰圧をかけて口腔内を吸引します．1回の吸引は10秒以内が望ましいです．
⑤カテーテル内に付着した分泌物を洗浄するために，水道水を吸引して通水します．
⑥呼吸回数，SpO_2などを観察し，呼吸状態を確認します．呼吸回数の観察は30秒以上行いましょう．SpO_2をモニタしている場合は，吸引による一過性の低下から戻るまで確認します．

緊急時の対応

要介護高齢者の診療では，患者さんが窒息を起こしたり，体調が急変したりする場面に遭遇することがあります．こうした際に医療従事者として必要な対応ができるよう，以下のような対応法を覚えておきましょう．

1）窒息

誤嚥によって窒息を引き起こすこともあります．このとき，母指と示指の間で喉のあたりをV型につかむ行動が多くみられます（チョークサイン，図6）．その際の対応法として，①指拭法，②背部叩打法，③ハイムリック法があります．

①指拭法

口の中に窒息を起こした食物などが見え，手で取り出せそうな場合は，顔を

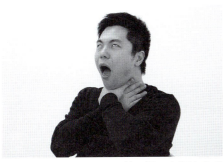

図6 チョークサイン．首の辺りを押さえるしぐさ

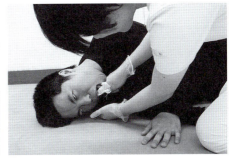

図7 指拭法．タオルやガーゼなどを指に巻き付けて，口の中の食物などを掻き出します

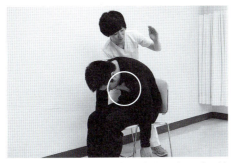

図8 背部叩打法．患者の胸を一方の手で持ち上げて頭をなるべく低くし，もう一方の手で患者の肩甲骨のあいだを続けて叩きます

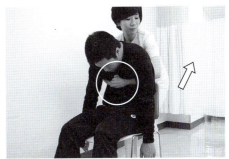

図9 ハイムリック法．患者の後ろから抱きかかえるように腕を回します．このとき片手で握り拳を作り，患者のみぞおちの少し下に押し当て，もう片方の手で覆い，瞬間的に上内側に押し上げます

横に向かせて，ハンカチなどを指に巻き付け，口の中の物を掻き出します（図7）．

②背部叩打法

　患者さんの頭をできるだけ低くしておき，胸を一方の手で支えて，もう一方の手で肩甲骨の間を続けて叩きます（図8）．

③ハイムリック法

　腕を患者さんの後ろから抱えるように回して，片手で握りこぶしを作って，対象者のみぞおちの少し下に当てます．その握りこぶしをもう一方の手で上から握り，瞬間的に上内側に押し上げます（図9）．

2）容態の急変

　治療時などに容態が急変した場合，まずは前述したモニタによるバイタルサインの確認を行います．同時に意識の確認を行います．その際，体をゆすって行うのではなく，肩を叩きながら，耳元で「大丈夫ですか」などと呼びかけ

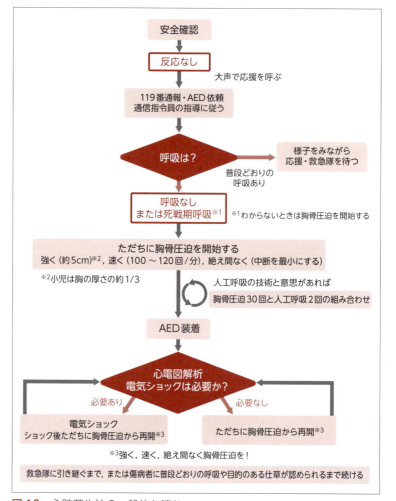

図10 心肺蘇生法の一般的な流れ
(日本蘇生協議会監修.JRC蘇生ガイドライン2015.市民におけるBLSアルゴリズム.p18.より)[2]

て,反応がなければ「意識なし」と判断し,図10の流れに沿った対応を進めます.以下に胸骨圧迫や人工呼吸,AED(自動体外式除細動器)を用いた心肺蘇生法の流れを示します.

①胸骨圧迫

患者さんの胸の横にひざまずき,胸の真ん中(胸骨の下半分)に,片方の手のつけ根を置いて,その上にもう一方の手を重ねます.圧迫部位は胸の真ん中,または左右の乳頭を結んだ中央部位です(図11).

両肘を伸ばし,手のひらの基部だけに力が加わるよう意識しながら,患者さんの胸が少なくとも5cm沈み込む程度に圧迫します.少なくとも毎分100回のテンポで続けて30回圧迫します.毎回の圧迫の後で,胸が元の高さに完

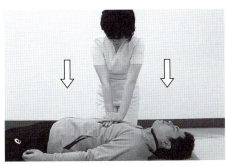

図11 胸骨圧迫．患者さんの胸骨の下半分に片手を当て，その手の上にもう片方の手を重ねます

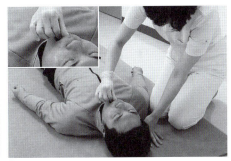

図12 気道確保．母指を上歯舌側に示指を下歯舌側面に当て，指をひねるようにして口を開けます

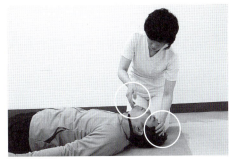

図13 頭部後屈あご先挙上法．患者さんのあごの下を示指・中指で持ち上げます．反対の手を患者の額に当て，頭を反らせます

全に戻るように十分圧迫を解除します．

②気道確保の方法（頭部後屈あご先挙上法）

a．最初に口の中を調べます

　母指を上の歯に，示指を下の歯に当てて，交差させ開きます（図12）．異物や分泌物があれば顔を横に向け，掻き出します．

b．あごをあげて，頭を後ろに反らせます

　示指と中指をあご先に当てて，もう片方の手を額に当てます．下あごの先を持ち上げるようにしながら，額を静かに後ろに押し下げて，頭を後ろに反らせます（図13）．

③人工呼吸

　気道の確保によって額に当てた手の母指と示指で鼻をしっかりつまみます．口を大きく開いて患者さんの口を完全におおって空気がもれないようにして，1回に1秒かけて胸が軽くふくらむ程度に息を吹き込みます．これを2回行います（図14）．1回目の吹き込みで胸が上がらなかった場合は，2回目を行う

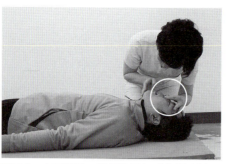
図14 人工呼吸．頭部後屈あご先挙上法で額に当てた手の指を伸ばし，患者さんの鼻をつまみます．あごは上げたまま患者さんの口を覆い，空気が漏れないようにして息を吹き込みます

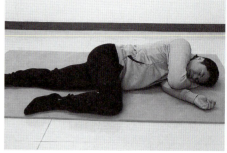
図15 回復体位．仰臥位で両肘を曲げ，上側の手の甲を顔の下に入れます．上側の膝を前に90度曲げ，身体が後ろに倒れないようにします

前に頭部後屈あご先挙上法をやり直してから息を吹き込みます．

④回復体位

　意識はないが，十分な呼吸がある場合に嘔吐物による窒息を防ぐために回復体位にします．側臥位にし，下あごを前に出し，両肘を曲げ，上側の手の甲を顔の下に入れ気道確保をします．嘔吐しても嘔吐物が自然に流れるように口元を床に向けます．上側の膝を90度くらい曲げ，後ろに倒れないようにします（図15）．

⑤AED（自動体外式除細動器）

　AEDは心室細動を発症した方の救命を行う機器です．心臓に電気ショックを与えて除細動を行います（図16）．

a．電源を入れます

　AEDに電源が入ると，音声メッセージが流れます．基本的な操作は音声メッセージの指示に従います．

b．電極パッドを装着します

　電極パッドの1枚を胸の右上（鎖骨の下で胸骨の右），もう1枚を胸の左下側（脇の下5～8cm下，乳頭の斜め下）に貼り付け肌に密着させます（図17）．

c．心電図の解析

　「傷病者から離れてください」という音声指示とともに心電図の解析を自動的に始めます．心肺蘇生を中断し，50cm～1m程度離れます．

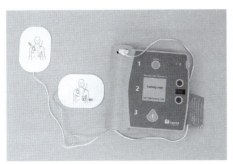

図16 AED．本体と電極パッドからなります

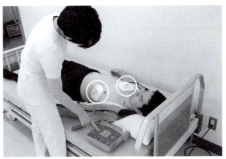

図17 電極パッドは右上（鎖骨の下で胸骨の右）と左下（脇の下 5〜8 cm，乳頭の斜め下）に貼り付けます

d．電気ショックと心肺蘇生

「電気ショックが必要です」と音声指示があった場合，自動的に充電が始まります．数秒後に充電が完了し，「ショックボタンを押してください」と音声や充電完了の連続音が流れ，ショックボタンが点滅します．患者にだれも触れていないことを確認してからショックボタンを押します．電気ショックを行った後，「ショックは不要です」と音声指示があった場合は心肺蘇生を継続します．

文献
1) 西田百代監修．有病高齢者歯科治療のガイドライン（上）．クインテッセンス，2013．p41．
2) 日本蘇生協議会監修．JRC 蘇生ガイドライン 2015．市民における BLS アルゴリズム．p18．

5章　要介護高齢者への対応を充実させるための必要な技術

❷ あると便利な機材や器具

　一般的な歯科診療用品に加え，要介護高齢者を診察するうえで便利な機材や器具を紹介します．

歯科用くびまくら

　歯科外来において，高齢の患者さんが円背のために，診療用チェアと頭頸部に間に隙間が生じてしまうことがあります（図1）．バスタオルのような大判タオルを用いて，その隙間を埋めていることが多いようですが（図2），うがい時やチェア操作時にはタオルが落ちてしまうことがあります．このような場合，歯科専用のくびまくらを使用することで，頭頸部を適切に保持することが

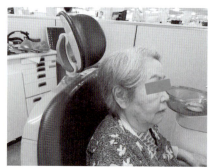

図1　診療用チェアと頭頸部の隙間
高齢者にとって診療用チェアは大きいため，頭頸部ではチェアとの間に隙間ができてしまい，頭部が不安定になる

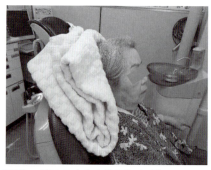

図2　バスタオルを使用した例
頭部を保持させるために，バスタオルを使用した

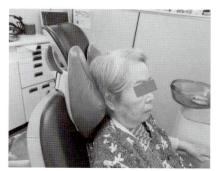

図3　専用のくびまくらを使用
頭部から頸部のS状カーブをしっかりとサポートすることができ，頭頸部を適切に保持できる（使用しているのは「USAKO歯科用クビマクラ」）

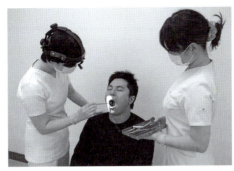

図4　ヘッドライトで光源を確保
両手が使用できるため，効率よく安全に治療を進めることができる

できます．また，正しく摂食嚥下や呼吸ができるようになり，誤嚥防止の姿勢保持が楽になります（図3）．

筆者らが使っている「USAKO歯科用クビマクラ」には，まくら後面にはマジックテープがあり，チェアにしっかりと止めることができるため，歯科医師や歯科衛生士の負担を軽減することができます．さらには，まくら表面をアルコール系や次亜塩素酸系の環境清拭用クロスで清拭できるため，清潔な環境を保つこともできます．

ヘッドライト（非接触式スイッチ）

訪問歯科診療では外来診療と比較すると，圧倒的に光源が不足しています．そのため，口腔内を十分に観察できないことがあります．ペンライトなども有効ですが，そのために術者や補助者，介助者の片手を利用してしまいます．術者がヘッドライトを使用することで，効率的に歯科治療や口腔ケアを進めることができます（図4）．衛生面を考慮すると，非接触式スイッチ（センサータイプ）が便利です．

3P-2P変換プラグ，延長コード

訪問歯科診療で使用する機器の多くはアース付きの3P電源プラグです．そのため，家庭用のコンセントにはプラグを差し込めないという状況が発生します．また，寝たきりの患者さんのベッドの周りには必要な医療機器が接続されていることが多く，安易にコンセントを抜くことはできません．電源の確保をするためにも，延長コードや変換プラグは必須のアイテムと考えられます（図5）．

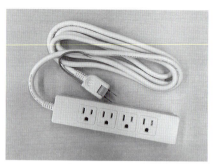

図5　変換プラグ

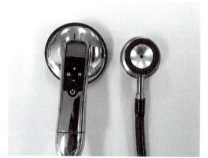

図6　左が成人用聴診器，右が小児用聴診器

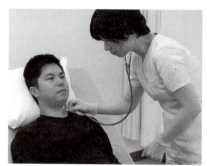

図7　口腔ケア後には頸部聴診を行います

ハンドクリーナーまたは粘着カーペットクリーナー

　訪問歯科診療の現場では，外来診療と異なり，高性能な口腔外バキュームはありません．そのため，義歯の調整を行ったときには，患者さんの部屋を汚してしまうことがあります．歯科診療後に，部屋の床にレジンの削りかすが残っていると，介護職やご家族の方によくない印象を与えてしまいます．部屋を汚してしまった際に清掃できるような用具を持参しておくとよいです．

聴診器

　嚥下機能をスクリーニングするうえでは欠かせません．成人用聴診器ではベルが大きいため，小児用聴診器などの小型のもののほうが扱いは容易です．嚥下機能障害のある患者では，歯科処置や口腔ケア前後の呼吸音の聴取を行い，必要時には吸引を行います（図6，7）．

5章　要介護高齢者への対応を充実させるための必要な技術

❸ 地域の医療機関との連携

　要介護高齢者の生活を支えているのは医療従事者，介護職，そしてご家族です．歯科医療従事者として，日常の口腔ケアや歯科治療に関する報告を行う以外にも，必要に応じて，かかりつけの医師（訪問医師を含む）との連携，後方支援病院との連携，そしてケアマネジャーへの情報提供が必要となります．図1に歯科診療所を中心とした医療連携例を示します．

　一次医療機関であるかかりつけの歯科診療所は，患者さんにとって最も身近な医療機関となります．外来や訪問診療において，一般的な歯科処置や定期的な口腔ケアなどを担当します．しかしながら，要介護高齢者では，なにかしらの全身疾患を有している場合も多く，こうした患者さんでは単純と思えるような抜歯などの観血的処置においても，非常にリスクを伴います．たとえば，在宅療養中の抗凝固薬服用患者の抜歯を行う場合です．施設とは違い，看護師や介護職の方がいないため，夜間に容態が急変したり，止血困難になったりした場合には対応が困難となります．このようなケースでは，歯科を持つ病院や大学病院へ紹介することもあります．いろいろな事情によって在宅での処置が必要な場合にも，このような後方支援病院とあらかじめ連携をとっておくことは非常に大切です．

　また，外科処置などを行う場合，全身状態を把握するためにかかりつけ医や嘱託医へ全身状態について照会することがあります．一方で，患者さんが入院された場合には，口腔内の情報を求められることもあります．日頃から照会状や診療情報提供書を作成し，スムーズな情報提供ができるような体制を整えて

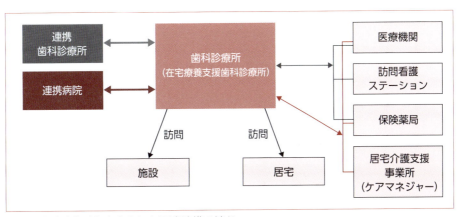

図1　歯科診療所を中心とした医療連携の流れ

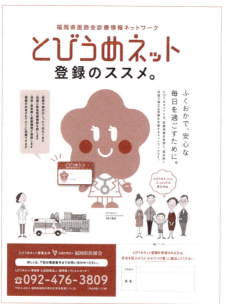
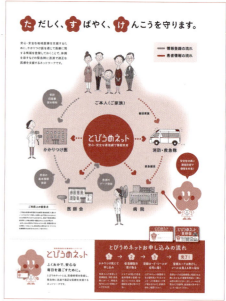

図2 地域医療IT化の例(福岡県医師会診療情報ネットワーク)
(福岡県医師会診療情報ネットワーク[とびうめネット:https://tobiumenet.com/]より)

おくことが望ましいです．実際に，「在宅療養支援歯科診療所の施設基準」の一部には下記の項目があります．

・当該地域において，在宅医療を担う保険医療機関と連携を図り，必要に応じて，情報提供できる体制を確保していること．
・当該地域において，他の保健医療サービス及び福祉サービスの連携調整を担当する者と連携していること．
・在宅歯科診療に係る後方支援の機能を有する別の保険医療機関との連携体制が確保されていること．

しかし，顔も名前も知らない歯科医師から突然紹介されると，紹介先の担当者が困惑することもあります．丁寧な文書を作成することはもとより，必要に応じて事前に電話やファックスなどでやり取りすることも大切です．特に，患者さんを初めて紹介する場合には，気を付けたいところです．

地域連携において，担当者の顔が見えない状況では，うまく連携がとれないことがあります．地域や病院が主催している勉強会，研修会に積極的に参加し，最新の情報を得るとともに，交流を深めることも大切であるといえます．また，訪問歯科診療では，他のサービス利用時間や食事時間を避けて診療を行

うことが多いため，施設の職員との情報共有が行いにくい環境であるといえます．介護職とも積極的に情報交換を行い，普段の食事の状況や口腔清掃状況などについて，把握することが大切です．

　各地域でのシームレス（縫い目のない）な医療の連携を実現するために，最近ではITの活用も普及しています（図2）．こうした取り組みの多くは地域の病院や一次医療機関での連携が中心であるため，歯科もぜひとも参加したいところです．また，医療分野だけでなく，介護分野との連携も期待されています．まずは，所属する地域での取り組みを確認していただきたいと思います．

＊　　　　＊　　　　＊

5章　要介護高齢者への対応を充実させるための必要な技術

4 歯科診療所は認知症のゲートキーパー

認知症とは

　認知症とは，脳の病気によって記憶を含む認知機能が後天的に低下し，社会生活を営むのに支障をきたすようになった状態です．認知症は，介護が必要になった原因としては脳血管疾患に次いで第2位（15.8％）に位置しています[1]．2015年の厚生労働省の発表によると，2025年には認知症を患う人の数が700万人を超えると推計されており，これは，65歳以上の高齢者のうち5人に1人が認知症となるということになります．つまり，高齢者，特に要介護高齢者の歯科診療を行ううえで，認知症に対する理解は重要といえます．

　認知症のなかでも最も頻度が高いアルツハイマー型認知症は，発症する約20年前から主な原因物質であるアミロイドベータというタンパク質が脳内に溜まり始めます．このアミロイドベータの蓄積が，神経細胞を死滅させる認知症の原因と考えられているタウというタンパク質の蓄積を引き起こすと考えられています．タウが蓄積すると，新しいものや新しいことを記憶する際に機能する海馬を中心に神経細胞が減少し，側頭葉や頭頂葉が萎縮します．その結果，記憶障害や見当識障害，実行機能の障害が起こります．具体的には，迷子になったり，料理の手順がわからなくなったり，買い物で同じ商品を買ってしまったりすることが起こります．現在のところ，病気の進行をできるだけ遅らせることが治療法であり，完治させることは難しい病気とされています（図1）．

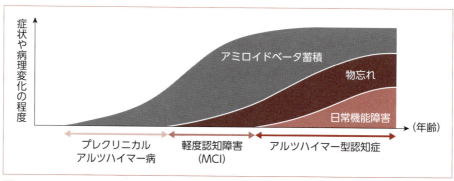

図1　アルツハイマー病の症例の進行段階
（岩坪　威．アルツハイマー病の「超早期治療」へ．ノバルティスイノベーション．2017：6；5．より）[1]

1	お歳はいくつですか？（2年までの誤差は正解）		0	1
2	今日は何年の何月何日ですか？　何曜日ですか？ （年月日，曜日が正解でそれぞれ1点ずつ）	年 月 日 曜日	0 0 0 0	1 1 1 1
3	私たちがいまいるところはどこですか？ （自発的にでれば2点，5秒おいて家ですか？　病院ですか？　施設ですか？ のなかから正しい選択をすれば1点）		0 1	2
4	これから言う3つの言葉を言ってみてください．あとでまた聞きますので よく覚えておいてください． （以下の系列のいずれか1つで，採用した系列に○印をつけておく） 1：a）桜　b）猫　c）電車　2：a）梅　b）犬　c）自動車		0 0 0	1 1 1
5	100から7を順番に引いてください．（100-7は？，それか らまた7を引くと？　と質問する．最初の答えが不正解の場 合，打ち切る）	(93) (86)	0 0	1 1
6	私がこれから言う数字を逆から言ってください．（6-8-2， 3-5-2-9を逆に言ってもらう，3桁逆唱に失敗したら，打ち切る）	2-8-6 9-2-5-3	0 0	1 1
7	先ほど覚えてもらった言葉をもう一度言ってみてください． （自発的に回答があれば各2点，もし回答がない場合以下のヒントを与え 正解であれば1点）　　a）植物　b）動物　c）乗り物	a： b： c：	0 1 0 1 0 1	2 2 2
8	これから5つの品物を見せます．それを隠しますのでなにがあったか言っ てください． （時計，鍵，タバコ，ペン，硬貨など必ず相互に無関係なもの）		0 1 3 4	2 5
9	知っている野菜の名前をできるだけ多く言ってくだ さい．（答えた野菜の名前を右欄に記入する．途 中で詰まり，約10秒間待ってもでない場合には そこで打ち切る）0〜5＝0点，6＝1点，7＝2点， 8＝3点，9＝4点，10＝5点		0 1 3 4	2 5
		合計得点		

図2 HDS-R
30点満点中20点以下だと"認知症疑い"となり，認知機能の低下が日常生活
に影響を及ぼしている可能性がある
（加藤伸司ほか．改訂長谷川式簡易知能スケール（HDS-R）の作成．老年精医誌．
1991：2：1339-1347．より）[3]

歯科治療と認知症

　高齢者の患者さんや要介護高齢者の患者さんの歯科治療を行ううえで，認知機能・認知症の評価は重要です．たとえば，認知機能の低下がみられる患者さんでは，ブラッシング指導の効果が得られなかったり，服薬管理ができなかったり，義歯の管理が困難になったりします．また，歯科治療中であることを忘れてしまい，外来への通院自体が困難になる可能性も十分にあります．

　このような患者さんに対して，歯科医院にて認知症の診断を行うことはできませんが，認知機能低下のスクリーニング検査を行うことはできます．代表的な検査に，「改訂長谷川式簡易知能評価スケール」（HDS-R）と「ミニメンタルステート検査」（Mini Mental State Examination；MMSE）などがあります[2]．

　HDS-Rは，年齢，見当識，3単語の即時記銘と遅延再生，計算，数字の逆唱，物品記銘，言語流暢性の9項目からなる30点満点の認知機能検査です（図2）[3]．介護の現場でもよく使用されている検査ですので，訪問歯科診療を

	質問内容	回答	得点
1 (5点)	今年は何年ですか	年	
	今の季節は何ですか		
	今日は何曜日ですか	曜日	
	今日は何月ですか	月	
	今日は何日ですか	日	
2 (5点)	ここは何県ですか	県	
	ここは何市ですか	市	
	ここは何病院ですか		
	ここは何階ですか	階	
	ここは何地方ですか（例 関東地方）		
3 (3点)	物品名3個（相互に無関係） 検者は物の名前を一秒間に一個ずつ言う．その後被験者に繰り返させる．正答一個につき1点を与える．3例全て言うまで繰り返す．（6回まで） 何回繰り返したかを記せ．【　　回】		
4 (5点)	100から順に7を引く．（5回まで）または，「フジノヤマ」を逆唱させる		
5 (3点)	3で提唱した物品名を再度復唱させる		
6 (2点)	（時計を見せながら）これはなんですか （鉛筆を見せながら）これはなんですか		
7 (1点)	次の文章を繰り返しさせる 「みんなで力をあわせて綱を引きます．」		
8 (3点)	(3段階の命令) 「右手にこの紙を持ってください」 「それを半分に折りたたんでください」 「机の上に置いてください」		
9 (1点)	（次の文章を読んでその指示に従ってください．） 「目を閉じなさい」		
10 (1点)	（何か文章を書いてください）		
11 (1点)	（次の図形を書いてください）		
満点 30．カットオフポイント：23/24．教育歴による差が出る（HDS-R に劣る）．頭頂葉の障害による構成障害を発見するには HDS-R より適する．		合計得点	

図3　MMSE
（森　悦郎ほか．神経疾患患者における日本語版 Mini-Mental State テストの有用性．臨床心理学　1985：1；2-10．より）[4]

行う際には，患者さんのスコアは把握しておきたい事項となります．

　MMSE は，時間の見当識，場所の見当識，3単語の即時再生と遅延再生，計算，物品呼称，文章復唱，3段階の口頭命令，書字命令，文章書字，図形模写の計11項目から構成される認知機能検査です（図3）[4]．30点満点中，23点以下で"認知症疑い"となります．なお，27点では，"軽度認知障害の疑い"と判定されます．

　これらの検査はいずれも10～15分程度で実施できるスクリーニング検査

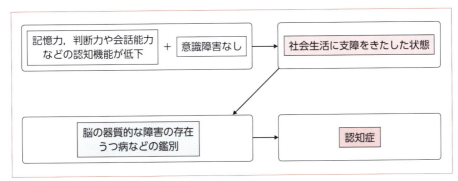

図4 認知症診断の考え方

ですが，この成績のみで認知症と診断することは困難で，せん妄やうつ病に罹っていないか，脳のCTやMRI検査で二次性の脳機能低下が起こっていないかなどを確認する必要があります．スクリーニング検査を行い，認知機能の低下が疑われた場合，老年病，神経内科，精神科などの認知症専門医に紹介することも必要です（図4）．

軽度認知障害

　脳内にアミロイドベータが蓄積し始めてからタウが蓄積し始めるまで，10～20年かかるといわれているため，認知症が発症する前の段階で発見できれば，認知症の発症を遅らせることができる可能性があります．最近では，軽度認知障害（MCI：Mild Cognitive Impairment）という健常者と認知症の中間にあたる段階（グレーゾーン）に注目が集まっています．MCIとは，認知機能（記憶，決定，理由づけ，実行など）のうち1つの機能に問題が生じてはいますが，日常生活動作や全般的な認知機能は正常である状態のことです．

　MCIをスクリーニングする検査として，MoCA（Montreal Cognitive Assessment）があります．こちらも，約10分という短い時間で評価することができます．

　地域に在住する高齢者を対象とした大規模疫学研究では，MCI有症率はおおむね11～23％であり，このMCIは約半数が5年以内に認知症に移行する危険性が高い反面，正常の認知機能に回復する場合もあります（図5）．最近では，MCIになったとしても約半数が正常に戻るという報告もあり，どのような生活習慣が影響を与えたか注目されています．いずれにせよ，認知症対策として，早期発見・早期予防が重要であることに変わりはありません．歯科診療所においても患者さんとのコミュニケーションを積極的に図り，患者さんの

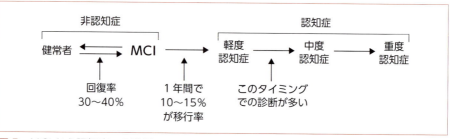

図5 MCIから認知症への進行
(認知症ねっと. 軽度認知障害（MCI）とは？　https://info.ninchisho.net/mci/k40　より)[5]

認知機能の低下が疑われた場合には，適切なアドバイスができればよいと考えます．

文献
1) 厚生労働省. 平成25年　国民生活基礎調査. 2014.
2) 日本老年医学会. 認知機能の評価法と認知症の診断.
　 https://www.jpn-geriat-soc.or.jp/tool/tool_02.html
3) 加藤伸司ほか. 改訂長谷川式簡易知能スケール（HDS-R）の作成. 老年精医誌. 1991；2：1339-1347.
4) 森　悦郎ほか. 神経疾患者における日本語版 Mini-Mental State テストの有用性. 臨床心理学 1985；1：2-10.
5) 認知症ねっと. 軽度認知障害（MCI）とは？
　 https://info.ninchisho.net/mci/k40

COLUMN

・野菜を食べて認知症予防

　野菜を積極的に摂ることは，認知症の予防に有効であると考えられていますが，具体的に毎日どの程度野菜を摂ったら認知症の予防につながるかは不明でした．この点について，香港の高齢者保健センターに通院している 17,700 人を 6 年間追跡した結果が最近報告されました[1]．WHO の野菜や果物の摂取推奨量は 1 日に野菜を小皿 5 皿分 350 g 以上，果物は 1 日 200 g（たとえばミカン 1 個とリンゴ半分程度）以上を摂取していた人は，そうでない人に比べて 25％ほど認知症を発症する可能性が低かったのです．野菜だけ推奨量を満たしていても若干の予防効果があり，果物だけの場合でもわずかに予防効果が認められていました．

　野菜の摂取は，ある種のがんや心臓病など，いろいろな疾患の予防に有効性が示唆されていますが，それに加えて高齢者は野菜と果物をしっかり摂ることが，認知症予防に有効だといえそうです．

文献

1) Lee AT, et al. Lower risk of incident dementia among Chinese older adults having three servings of vegetables and two servings of fruits a day. Age Ageing. 2017;10:1-6.

高齢者の歯科診療はじめの一歩
介護・介助の基本スキル　　　　　　ISBN978-4-263-44512-9

2017年11月10日　第1版第1刷発行
2024年 1 月20日　第1版第5刷発行

著　者　内　藤　　　徹
　　　　秋　竹　純　子
　　　　牧　野　路　子
　　　　水　谷　慎　介
発行者　白　石　泰　夫
発行所　医歯薬出版株式会社
〒113-8612　東京都文京区本駒込1-7-10
TEL.（03）5395-7638（編集）・7630（販売）
FAX.（03）5395-7639（編集）・7633（販売）
https://www.ishiyaku.co.jp/
郵便振替番号 00190-5-13816

乱丁，落丁の際はお取り替えいたします　　　　印刷・あづま堂印刷／製本・皆川製本所
Ⓒ Ishiyaku Publishers, Inc., 2017. Printed in Japan

本書の複製権・翻訳権・翻案権・上映権・譲渡権・貸与権・公衆送信権（送信可能化権を含む）・口述権は，医歯薬出版（株）が保有します．
本書を無断で複製する行為（コピー，スキャン，デジタルデータ化など）は，「私的使用のための複製」などの著作権法上の限られた例外を除き禁じられています．また私的使用に該当する場合であっても，請負業者等の第三者に依頼し上記の行為を行うことは違法となります．
JCOPY＜出版者著作権管理機構　委託出版物＞
本書をコピーやスキャン等により複製される場合は，そのつど事前に出版者著作権管理機構（電話 03-5244-5088，FAX 03-5244-5089，e-mail：info@jcopy.or.jp）の許諾を得てください．